MANIPOLAZIONE MENTALE

GUIDA AVANZATA SULLE TECNICHE PER CONVINCERE LE PERSONE E INFLUENZARE LE LORO DECISIONI CON LE TECNICHE E SEGRETI DELLA PSICOLOGIA OSCURA

KEVIN COLEMAN

COPYRIGHT

INDICE

INTRODUZIONE

Il cervello è senza dubbio l'organo più complesso del corpo umano. Ha meccanismi talmente intricati e una tale multiformità funzionale che non è neanche lontanamente possibile comprenderlo totalmente. Siamo lontani anni luce dal capirne il funzionamento, se non in piccolissima parte. Ci possiamo basare su qualche intuizione, e cercare di utilizzarla per cercare di capire noi e le persone che ci circondano. Più cose sappiamo del cervello umano, meno è probabile che mettiamo a rischio la salute degli altri quando applichiamo le tecniche di manipolazione che vedremo più avanti.

D'altra parte, è vero anche che meno cose sappiamo sul nostro cervello e su come gestire le nostre emozioni, più siamo vulnerabili, e più è probabile che siano altri ad approfittare della complicazione di questo incredibile organo, a nostro svantaggio.

Il cervello umano ha un potere incredibile. Abbiamo senza alcun dubbio le capacità di influenzare le altre persone, di manipolarle facendo credere loro cose che in realtà non sono vere e, volendo, di convincerle a fare cose terribili, tutto con il potere di semplici tecniche basate sugli stessi, identici meccanismi di base. In effetti, tutto ciò che sappiamo del funzionamento del nostro cervello lo abbiamo imparato proprio dall'analisi di una serie di comportamenti di base, e questa analisi, con i suoi risultati, è alla fine il modo più efficace per rapportarci con gli altri e cercare di trarre il meglio dalle relazioni.

Sappiamo benissimo che se il cervello viene danneggiato, non vi è alcun modo di ripararlo; i danni sono sempre gravi, anche se possono variare a seconda della zona danneggiata; non esiste e non esisterà mai il trapianto di cervello, se non nei film di terza categoria. Questo però non significa che dobbiamo sentirci legati e impotenti: possiamo sempre, in qualsiasi momento della nostra vita, migliorare e potenziare le nostre capacità intellettive. Nascere con un certo modo di vedere le cose non implica doverselo portare dietro per sempre. Possiamo e dobbiamo ricalibrare il nostro cervello e portarlo ad un livello di efficienza sempre maggiore. Proviamoci.

PSICOLOGIA OSCURA – DI CHE SI TRATTA?

Da un punto di vista molto generico, è facile definire la psicologia: è semplicemente lo studio scientifico della nostra mente. Sono moltissimo gli aspetti trattati e gli ambiti coperti: comportamenti, relazioni, schemi di pensiero e molto altro ancora. Studiare la psicologia umana significa, in sostanza, cercare di capire il meccanismo di tutti i processi mentali che, nella loro globalità, costituiscono la personalità degli individui. Possiamo studiare la neurobiologia e cercare di capire cosa accada nel cervello quando controlla i movimenti del nostro corpo, come possiamo chiederci quale meccanismo mentale abbia fatto scoppiare in lacrime quel bambino di cinque anni, nel momento in cui la madre gli ha negato l'ennesima caramella. La psicologia studia queste e moltissime altre cose, ma in estrema sintesi studia chi siamo, in quanto esemplari della razza umana e in quando individui distinti. La psicologia cerca di capire come mai alcune persone cedono facilmente alle pressioni e altre no. La psicologia studia l'importanza dell'empatia.

Gli ambiti di applicazione della psicologia sono pressoché infiniti. C'è chi studia il linguaggio del corpo, nel tentativo di apparire in un certo modo e trarne beneficio; c'è chi si preoccupa del proprio miglioramento, e cerca di diventare una persona migliore, giorno dopo giorno. Altri ancora sono interessati ai casi patologici, che si discostano, spesso fortemente, dai comportamenti classici, e cercano i metodi migliori per interagire con queste persone e per cercare di aiutarle. La psicologia ha infinite sfumature e sfaccettature, pratiche o teoriche, ma in sostanza si riduce sempre al tentativo di prevedere il comportamento umano e capirne le ragion i

Definiamo la Psicologia Oscura

Potremmo definire la psicologia oscura come lo studio della personalità di individui con caratteristiche molto particolari. Si occupa ad esempio degli individui che vengono definiti, rispettivamente, machiavellici, narcisisti, sadici, psicopatici. Si tratta delle persone più pericolose che possiate incontrare, perché non hanno alcuna remora nell'usare le altre persone, e ad abusarne. Detto questo, si può imparare moltissimo da queste personalità deviate; riuscire a capirne la mentalità distorta e le tecniche comunemente usate significa poter utilizzare questa conoscenza a nostro vantaggio; abbiamo la possibilità di diventare abili a persuadere gli altri senza per questo fare loro del male.

In questo libro analizzeremo la personalità di questo tipo di individui, che possiamo definire "oscuri". Ne studieremo le caratteristiche, il comportamento, le abitudini, le tecniche.

L'assunzione base della psicologia scura è la seguente: quando le persone si comportano in modo invasivo, usando tecniche come manipolazione e inganno, hanno quasi sempre un motivo. Cercheremo di esaminare questi motivi, come funzionano queste tecniche e perché questi autentici mostri con sembianze umane non riescano a trattenersi dall'usarle. Vedremo le ragioni che spingono una persona a comportarsi male, danneggiando gli altri, e come nella loro mente riesca sempre a comunque a giustificare il proprio comportamento, riuscendo a ignorare l'empatia e la compassione che in genere ci impediscono di fare del male agli altri.

Nell'esporre alcune delle tecniche di abuso più frequentemente utilizzate da esponenti delle varie patologie, ci soffermeremo per valutare quali di questo possano in realtà essere adattate a contesti più ampi, così da poterle utilizzare noi stessi nella vita di tutti i giorni. Potremo ispirarci a queste pratiche discutibili e studiare come trasformarle in abilità da usarsi per persuadere e guidare le persone e aiutarle a raggiungere i loro obbiettivi e a migliorare la loro vita.

Ciascuna di queste tecniche di manipolazione ha effetti diversi profondamente diversi sulle persone che le subiscono. Alcune basano il proprio funzionamento sul far nascere determinate emozioni, e niente risulta motivante come le emozioni. Altre agiscono direttamente sull'inconscio, suggerendo di fatto di comportarsi in un certo modo. Altre ancora semplicemente si basano sull'inganno e la menzogna.

Padroneggiare la psicologia oscura non solo permette di comprendere a fondo le azioni di individui problematici come narcisisti e psicopatici, ma ci aiuta a contrastarli. Conoscendo le loro tattiche, non cadrete mai più in trappola. In altre bisogna imparare a pensare come questi personaggi oscuri; riuscire a pensare come loro significa, ad un tempo, poterli identificare e poterli neutralizzare.

La Storia della Psicologia Oscura

Tradizionalmente considerata una branca della psicologia applicata, la psicologia oscura ha inizio con lo studio della cosiddetta triade oscura, nell'ambito dello studio della manipolazione. Dal momento che le personalità disturbate non sono certo una invenzione dell'ultima ora, non deve sorprendere che da sempre nella storia umana si sia cercato di analizzarle e, ove possibile, neutralizzarle. In particolare, ci sono prove di antichi studi sulle pratiche di abuso e manipolazione in quasi tutte le culture del mondo. Gli esseri umani, da sempre, hanno vittimizzato i loro simili per trarne vantaggio. I libri di storia sono pieni zeppi di testimonianze di schiavitù, razzie e distruzione.

In definitiva, fina a epoche relativamente recenti, I tentativi di manipolare e controllare le altre persone erano all'ordine del giorno, ma non per questo si dedicava del tempo a registrarli e analizzarli. Era talmente pratica comune che non si sentiva la necessità di istituire una qualsivoglia disciplina che ne studiasse le caratteristiche. Dopotutto anche nei testi sacri la manipolazione è presente fin dall'inizio della storia umana. Eva non è stata forse manipolata delle menzogne del serpente?

Nella psicologia classica non sono mancati gli studi su come un comportamento manipolatorio possa costituire uno stimolo e quali siano le reazioni in risposta a tale stimolo. Gli psicologi hanno condotto ad esempio studi su come la paura possa essere condizionata o indotta, e se introdurre certe circostanze o usare certe parole possano spingere le persone ad agire in un determinato modo.

Uno dei più antichi studi sulla possibilità di influenzare gli altri, da parte di Ivan Pavlov, risale al 1897. Studiando i cani e il loro comportamento, Pavlov si rese conto di come alcuni comportamenti, come la salivazione alla vista del cibo, fossero innati. Successivamente studiò la possibilità di indurre un comportamento innato tramite un diverso stimolo; ad esempio, si rese conto che associando l'ora del pasto con il suono di una campanella, dopo un certo periodo era possibile indurre la salivazione negli animali semplicemente suonando la campanella. Questo è quello che viene definito condizionamento classico.

Tramite il condizionamento classico, prese in esame risposte incondizionate, si impara e provocarle tramite stimoli condizionati. La visione del cibo è uno stimolo incondizionato. In risposta ad esso, il cane sbava. Si accoppia allo stimolo incondizionato uno stimolo condizionato, come il suono di una campanella abbinata, per un certo periodo di tempo, alla visione del cibo. Passato il tempo necessario per abituarsi, la reazione incondizionata della salivazione si presenterà anche solo in conseguenza allo stimolo condizionato del suono della campanella.

Il concetto di condizionamento classico è stato fortemente sostenuto dallo psicologo John Watson. Watson ha evidenziato come il condizionamento classico sia presente in ogni aspetto della psicologia e dello sviluppo umano in generale. Nel 1920 si è spinto al punto da eseguire un discutibile esperimento nel quale ha condizionato un neonato di nove mesi a temere qualsiasi oggetto bianco e confuso.

Per entrare nei dettagli, ad un bambino, che chiameremo piccolo Albert, sono stati mostrati, in un ambiente neutro, alcuni animali e oggetti bianchi. Tra questi un ratto, un coniglio, una scimmietta. Il piccolo Albert non aveva alcuna paura di questi animali o oggetti. Non aveva paura di nulla di ciò che vedeva. Da un certo momento in poi, si è iniziato a mostrargli il ratto bianco, producendo allo stesso momento un fortissimo colpo, tramite un martello che colpiva violentemente una sbarra d'acciaio, fuori dal suo campo visivo. Il ratto in sé non disturbava il bambino, il rumore ovviamente sì, di conseguenza il bambino piangeva per lo spavento. Per sette settimane, una volta a settimana si è esposto il ratto al bambino, producendo contemporaneamente lo stesso forte rumore e il bambino, naturalmente, è scoppiato in pianto ogni singola volta. Passate le settimane, si è visto che tutto quello che occorreva per terrorizzare il bambino era mostrargli il ratto. Alla sola vista del ratto, anche senza alcun rumore, il bambino scoppiava in pianto e cercava di scappare.

Non è tutto. Il piccolo Albert aveva sviluppato una fobia per tutto ciò che era bianco e indefinito. Che fosse un cane bianco, un batuffolo di cotone o la barba di Babbo Natale, la vista di qualcosa di bianco e sfocato era sufficiente a mandarlo nel panico. Naturalmente questa reazione indotta si è poi affievolita nel tempo, anche se si è visto che per riattivarla era sufficiente una singola esposizione del ratto bianco accompagnata del suono del martello.

Questo concetto di base assume grandissimo rilievo all'interno di molte forme di influenza e manipolazione. Lo si vedrà emergere una quantità di volte quando parleremo di programmazione neuro-linguistica, e specificamente parlando del cosiddetto ancoraggio , una tecnica il cui scopo è quello di provocare un certo comportamento o una specifica risposta emotiva. Ogni qual volta si parli di manipolazione emotiva, non possiamo trascurare il concetto del condizionamento classico.

Successivamente alla scoperta, definizione e contestualizzazione del condizionamento classico, si è iniziato a parlare di condizionamento operante. In particolare, nel 1936, Burrhus Frederic Skinner ha elaborato questo concetto, attingendo ampiamente alla legge dell'effetto definita nel 1898 da Edward Thorndike. La legge dell'effetto postula che si tenda a ripetere qualsiasi azione che abbia avuto un effetto positivo, e si tenda a evitare quelle che abbiano avuto effetto negativo. Ad esempio, se un bambino viene premiato con un dolcetto quando mette in ordine la sua cameretta, in futuro sarà più incline a mettere a posto i giocattoli. Al contrario, se viene sgridato e mandato in castigo perché si è comportato in modo maleducato, non è così probabile che in futuro ci riprovi.

Skinner ha ribadito e approfondito questo concetto all'interno delle sue teorie, aggiungendo nuove argomentazioni a favore. Skinner ha affermato che se un comportamento viene incoraggiato, ad esempio tramite un premio, tale comportamento verrà ripetuto e rafforzato. Le persone tendono a ripetere I comportamenti che sono stati premiati, per via del buon esito. D'altra parte, se a seguito della medesima azione il premio non viene nuovamente riconosciuto, il comportamento gradualmente verrà abbandonato.

Nel 1948 Skinner ha ribadito questi concetti tramite appositi esperimenti. Ha creato un dispositivo denominato scatola di Skinner , ossia un parallelepipedo con due luci di segnalazione, un altoparlante e una leva. Il macchinario veniva posto in gabbie di animali. Se la leva veniva premuta mentre la luce aveva un certo colore, gli animali ricevevano una scossa elettrica. Se la premevano mentre la luce accesa era dell'altro colore, venivano ricompensati con del cibo.

Tramite questo esperimento, si è evidenziato come siano tre le tipologie di risposte che seguono un serto comportamento: conseguenze neutre, quando l'ambiente circostante non incoraggia né punisce la ripetizione di un comportamento, premi, che spingono l'individuo a ripetere l'azione, e infine punizioni, che ne scoraggiano la ripetizione. Si sono successivamente ripetuti questi esperimenti premiando i comportamenti a intermittenza, e studiando le reazioni dei soggetti. Già avrete capito come le teorie comportamentali abbiano una grandissima rilevanza all'interno della psicologia oscura.

Negli anni '60 Albert Bandura, un altro grande esponente della teoria comportamentale, ha riconosciuto i concetti di condizionamento classico e condizionamento operante, facendoli suoi. Bandura ha aggiunto diverse idee e considerazioni personali. In particolare, ha studiato i processi mentali che intercorrono tra l'esposizione dello stimolo e le risposte conseguenti, e che il comportamento è un qualcosa che viene appreso tramite un apprendimento di tipo osservazionale.

Bandura in particolare nel 1961 ha presentato un particolare esperimento, denominato esperimento della bambola Bobo, tramite il quale ha dimostrato che i bambini, in particolare, prestino grande attenzione ai comportamenti dei loro modelli, ossia le persone che li circondano, conseguentemente imitandoli. Pensate al classico esempio di un bambino che ripete in pubblico cose imbarazzanti, e non ha la minima idea del fatto che lo siano; in effetti le ripete solamente perché le ha sentite dire a casa, dai suoi genitori. È il perfetto esempio di imitazione comportamentale.

CHI SI AVVALE DELLA PSICOLOGIA OSCURA?

Senza che ce ne rendiamo conto, le persone attorno a noi utilizzano ogni giorno la psicologia oscura e le relative tattiche psicologiche per manipolare, influenzare, persuadere, intimidire e, in definitiva, trarne vantaggio e ottenere ciò che vogliono. Dovreste aver già capito che parlare di psicologia oscura significa inevitabilmente parlare della capacità di manipolare e di esercitare controllo mentale. In questo differisce dalla psicologia classica, che è più che altro lo studio del comportamento umano e di come le nostre azioni, interazioni e pensieri ne siano fortemente influenzati. Si genera facilmente confusione tra le due dottrine; la cosa basilare da tenere a mente è che chi si prefigge di manipolare le altre persone, si sta senza dubbio avvalendo di concetti di psicologia oscura.

Ci sono categorie di personaggi che sanno benissimo come applicare tecniche di manipolazione. Ricordate che la manipolazione è un'arte, e la prima cosa per metterla in pratica è conoscere quali siano le tecniche più efficaci per soddisfare le proprie esigenze a spese di qualcun altro. Il fatto che spessissimo i manipolatori siano egocentrici, e pertanto concentrati su sé stessi, non toglie che siano capacissimi di manipolare e intimidire gli altri. Non si preoccupano dei danni che potrebbero causare, e mettono le proprie esigenze personali davanti a quelle degli altri, sempre e comunque.

- Le persone molto brave a parlare in pubblico sanno avvalersi della psicologia oscura per persuadere gli ascoltatori e manipolarne lo stato emotivo. Se stanno vendendo qualcosa, qualsiasi cosa sia, sono in grado di mettere in atto tattiche per aumentare le vendite. Sono abili nelle scelte di tempo; conoscono perfettamente il giusto momento per approfittare della confusione emotiva degli altri.

- I sociopatici, spesso veri e propri casi clinici, possono apparire intelligenti e affascinanti, ma spesso rivelano la propria natura a causa dell'impulsività. È tipica di questi individui, incapaci di provare rimorso ed empatia, la costruzione di rapporti superficiali, tramite i quali riescono ad approfittare degli ingenui, che sono particolarmente vulnerabili alle tattiche della psicologia oscura. I sociopatici non si preoccupano di ferire i sentimenti altrui, e non sono minimamente preoccupati di cosa potrebbe succedere se il loro gioco venisse scoperto.

- I politici, o chi comunque in un modo o nell'altro ha abbia che fare con quell'ambiente, sono abituati a usare tattiche oscure per convincere la gente comune di stare lavorando per il loro benessere e nel loro interesse, quando in realtà cercano solo voti e approvazione per arrivare al potere.

- Alcuni avvocati si concentrano esclusivamente sul vincere cause, indipendentemente dal fatto di conoscere la realtà dei fatti, e anche dopo averla conosciuta. Usano tattiche oscure di manipolazione per ottenere risultati, convincendo giudici e giurie senza troppo scrupoli. Questi personaggi non si preoccupano minimamente del concetto di giustizia, ma soltanto di reputazione e successo personale.

- I dirigenti, i capi reparto, e in generale tutte le figure aziendali dotate di poteri gestionali, cha abbiano a loro volta figure superiori alle quali debbano riferire, usano spesso la psicologia oscura sui loro subordinati per ottenere risultati conformi alla linea aziendale e, più in generale, prestazioni migliori e impegno più costante. Non si preoccupano minimamente che i dipendenti siano trattati equamente, e che il loro salario sia proporzionato al lavoro effettivamente svolto e al contributo effettivamente portato alla causa aziendale.

- Tutti coloro che in un modo o nell'altro si occupano di vendite sono in genere ben consapevoli di quali siano le strategie di psicologia oscura più utili per persuadere le persone e convincerle ad acquistare qualsiasi cosa stiano vendendo. Possono arrivare ad ingannare i clienti, perché la loro unica preoccupazione è quella di vendere il prodotto e massimizzare il profitto.

- Dopo aver elencato alcune delle categorie di persone che possono cercare di ingannarti usando trucchi derivati dalla psicologia oscura, vediamo alcune delle più classiche tecniche che vengono utilizzate per manipolare le persone e far loro fare ciò che si desidera.

- Mettiamo che siate un venditore, e che cerchiate di manipolare i clienti facendo loro acquistare il prodotto che preferireste acquistare, potete usare una opzione esca. Tipicamente sarà la terza opzione. State cercando, poniamo di vendere il più costoso tra due prodotti, per ovvie ragioni; niente di meglio, per renderlo più attraente, che presentare un terzo prodotto. Sarà sufficiente che il prodotto esca sia costoso come il prodotto che volete piazzare, ma visibilmente meno valido. Questa strategia immancabilmente fa lievitare le vendite e convince i clienti ad acquistare qualsiasi cosa vogliate.

- Per prevalere in una discussione, un semplice trucco sta nel parlare molto velocemente, così da non lasciare all'interlocutore altra scelta se non concordare con voi. Parlare rapidamente, in effetti, non lascia alle altre persone il tempo di elaborare ciò che state dicendo, spingendole a concordare in automatico. Nel caso in cui invece l'interlocutore sia d'accordo con voi, parlare lentamente è la cosa migliore, perché gli permetterà di valutare e analizzare a fondo il vostro discorso.

- Il mirroring, o imitazione del linguaggio del corpo, è una strategia interessante. Imitare le movenze della persona che volete manipolare la impressionerà, la avvicinerà a voi e, chissà, potrebbe anche farle cambiare idea. Cercate, senza esagerare, di imitare il modo in cui una persona parla, si siede o cammina. Se sarete così bravi da non farvi scoprire, riuscirete a portarla dalla vostra parte.

- Una delle tattiche psicologiche di manipolazione più oscure che possiate utilizzare è quella di spaventare le persone. Soprattutto le persone ansiose sono molto sensibili a questo tipo di strategia, perché sono perennemente preoccupate da quello che le circonda. Una persona spaventata è più incline a fare ciò che volete; certe volte addirittura le persone ansiose si rendono conto di ciò che volete senza che dobbiate dirglielo, e si comportano di conseguenza, cercando di accontentarvi.

- Se volete che le persone si comportino in modo corretto con voi, usate gli occhi. Cercate di dare l'impressione di una persona che nota quello che succede, soffermandovi con lo sguardo ogni qual volta c'è il rischio che siate trattati ingiustamente. le altre persone si sentiranno osservate e non correranno il rischio di trattarvi male. Usate questo trucco e tutti gli oggetti che avete prestato torneranno indietro in tempo.

- Modificate l'ambiente per smorzare l'aggressività delle persone. Supponiamo che si debba contrattare sul prezzo di una fornitura; se la scena si svolgesse in un caffè, si terrebbero toni sarebbero decisamente più rilassati rispetto a quanto si farebbe in una sala conferenze. Le persone tendenzialmente si comportano in modo più conciliante quando sono circondate da un ambiente neutro; al contrario, se si trovano immerse nell'ambiente di lavoro tendono ad essere maggiormente aggressive ed egoiste.

- Cercate di essere complicati e di non rendere immediata la comprensione di ciò che dite, almeno ad un primo approccio. Per fare sì che le persone soddisfino le vostre richieste, confondetele. Facciamo un esempio. Se vendete un prodotto a 4 euro, sul cartellino scrivete 400 centesimi. In questo modo, le persone innanzitutto dovranno fermarsi a pensare di che cifra si stia realmente parlando. Secondariamente, se vorranno contrattare, lo faranno in termini di centesimi e non di euro. Oppure si lasceranno ingannare ritenendo di aver fatto un affare.

- Aiutare una persona a risolvere un problema fa sì che questa persona si senta in dovere di ricambiare, perché a nessuno piace dovere un favore a qualcun altro. In questo modo, quando arriva per voi il momento di chiedere, sarete in grado di manipolare più facilmente. È una tecnica molto efficace, usata universalmente.
- Se dovete fare una richiesta a qualcuno, cercate di farlo in un momento di debolezza o stanchezza. Senza energia per discutere, le persone tendono ad essere maggiormente accondiscendenti, e vi accontenteranno più facilmente.
- Fate sempre in modo che il vostro interlocutore sia concentrato sul proprio vantaggio, e non sullo svantaggio. Dichiarate innanzitutto le caratteristiche positive del vostro prodotto, e solo alla fine parlate di prezzo. Ad esempio, se volete vendere la vostra auto ad un prezzo vantaggioso per voi, elencatene innanzitutto tutti i pregi. Quando alla fine chiederete una certa cifra, l'acquirente sarà già in gran parte convinto a concludere l'acquisto.
- Quando volete persuadere qualcuno, e cambiare l'opinione che ha di voi, cercate di usare meno verbi e più sostantivi. I sostantivi sono la prima cosa che assimiliamo quando iniziamo a parlare, e per tale motivo hanno una efficacia maggiore all'interno di una conversazione.

PERSUASIONE E MANIPOLAZIONE

Nella nostra vita siamo tutti stati oggetto di persuasione. Quante volte hanno cercato di coinvolgervi in una serata tra amici, anche quando non ne avevate le minima voglia? O magari hanno cercato di farvi assaggiare un cibo esotico, o di farvi indossare un capo di abbigliamento estroso, o di farvi acquistare un articolo del quale non avevate alcun bisogno. La persuasione è qualcosa di usato in continuazione dei venditori, ma è anche comunissimo tentarla tra amici e conoscenti, quando si consiglia all'altro qualcosa che ci è particolarmente piaciuto. La persuasione può essere insistente, al limite fastidiosa, quando qualcuno insiste per farci provare a tutti i costi qualcosa che non abbiamo la minima intenzione di provare, però è generalmente qualcosa di innocuo. Lo scopo ultimo della persuasione è, di solito, solamente quello di aprire la mente dell'altra persona, spingendola a esperienze che da sola non avrebbe intrapreso. Un amico che vuole portarti su una giostra particolarmente emozionante, la fidanzata o la moglie che vuole provare un nuovo ristorante con voi, sono classici esempi di innocua persuasione.

La manipolazione si differenzia dalla persuasione per l'intento; l'unico scopo del manipolatore è di raggiungere il proprio obbiettivo, senza curarsi minimamente delle conseguenze. Quando usiamo la persuasione nei confronti di qualcun altro, spesso lo facciamo per apportare un beneficio. Potremmo consigliare ad un amico una giacca di colore diverso, che gli stia meglio, o gli potremmo suggerire di leggere un libro che riteniamo possa piacergli. In questo non c'è alcun tornaconto personale, anzi. Se la persona che cerchiamo di convincere riesce a percepire le nostre buone intenzioni, se riesce a capire che in nostro è un consiglio disinteressato, sarà propensa a lasciarsi persuadere. In effetti, dal momento che il beneficio ricade su chi si è lasciato convincere, possiamo affermare che la persuasione è un atto altruistico.

Differenze tra Persuasione e Manipolazione

In che modo la manipolazione differisce dalla persuasione? Semplicemente, la manipolazione è di utilità esclusiva del manipolatore, il quale, per il proprio tornaconto, cerca di controllare le azioni o il comportamento di altre persone, spesso utilizzando la propria eloquenza o altre tecniche particolari per rendere la manipolazione più efficace. Questo tipo di situazione si verifica, ad esempio, qualcuno utilizzi metodi scorretti, anche se convincenti, per farci comperare qualcosa di cui non abbiamo bisogno, oppure ci spinga a investire denaro dove la non ci sia convenienza per l'investitore, incurante del danno che questo ci provocherà. Vediamo come possiamo agevolmente distinguere persuasione da manipolazione tramite una tabella.

PersuasioneManipolazione

Non c'è l'intenzione di approfittare di qualcuno, o di ingannarlo, o comunque di fargli fare qualcosa di potenzialmente dannoso. Le motivazioni della persuasione sono benigne e altruistiche; chi cerca di persuadere lo fa nell'interesse dell'altro.Spesso l'intenzione è quella di ingannare o imbrogliare, facendo sperare in un beneficio derivante dall'acquisto o dalla sottoscrizione di qualcosa, in modo che il manipolatore possa trarre vantaggio dalla transazione.

Non ci sono secondi fini o finalità nascoste. Il tentativo di persuasione è corretto a trasparenteLa manipolazione spesso nasconde aspetti che sarebbe bene tenere presente prima di decidere, dal momento che comportano rischi. Non c'è alcuna trasparenza

Lasciarsi persuadere comporta in genere un beneficio. Non comporta un danno o, nel caso peggiore, sarà un danno minimo e comunque procurato involontariamente.Lasciare che qualcuno vi manipoli porta sempre qualche problema. Potreste firmare un contratto svantaggioso, o acquistare un oggetto che non vi serve, il tutto a esclusivo beneficio del manipolatore.

Non c'è nulla da nascondere, dal momento che le intenzioni sono buone.

Spesso c'è un secondo fine occultato, le intenzioni non sono per nulla altruistiche.

Spesso è facile persuadere qualcuno, senza alcun bisogno di trucchi, dal momento che l'altra persona potrebbe sentirsi più che disposta ad accettare il consiglio o il suggerimento che le viene offerto. Questo capita, ad esempio quando esce sul mercato un nuovo veicolo o un nuovo apparecchio, e ci sentiamo di raccomandare ad un amico un particolare modello o una particolare marca. Probabilmente riusciremo a persuaderlo, dal momento che stiamo solo cercando di trasmettergli una nostra esperienza positiva, della quale non potrà che beneficiare. Un manipolatore, al contrario, cercherà di vendere qualcosa di meno efficiente, magari anche danneggiato, a prezzo pieno, tenendovi nascoste le problematiche. A meno che la sua vile truffa non venga scoperta, potrebbe riuscire a ingannare qualcuno e non ne proverebbe alcun rimorso.

Prevenire gli Abusi

Ci sono diverse tecniche da utilizzare nella vita di tutti i giorni per evitare di essere presi di mira e subire abusi e inganni. È molto importante rendersi conto che, in molti casi, la manipolazione è qualcosa di sottile, impercettibile, che si rivela per quello che è solo dopo molto tempo. Se il manipolatore è una persona astuta, e purtroppo spesso è così, prevenire l'abuso può non essere semplice. È determinante tenere d'occhio i primi segnali che si possono presentare, e che evidenziano che qualcuno è in procinto di approfittare di voi, così da essere pronti a mettere in atto le opportune contromisure. Vediamo alcuni segnali a cui prestare attenzione, che tipicamente si presentano nelle fasi iniziali della relazione con qualcuno. Si tratta di segnali facili da individuare, che non bisogna lasciarsi scappare per nessun motivo, in quanto sono segni comuni a quasi tutti i tentativi di applicazione di tattiche da psicologia oscura.

Love Bombing

Vi è mai capitato di incontrare una persona troppo perfetta per essere vera? E magari il vostro sesto senso vi ha fatto domandare se non ci fosse dietro qualcosa? Magari questa persona ha dichiarato di essere la vostra anima gemella, o di non aver mai incontrato qualcuno speciale quanto voi, o ancora che siete la persona ideale. Questo capita soprattutto in gruppi di persone ristretti e controllati, come ad esempio le sette religiose, dove ogni nuovo membro viene accolto a braccia aperte, con una incredibile esplosione di amore, come a fargli sentire di aver finalmente trovato il gruppo perfetto di amici. Questa tecnica, nota come bombardamento d'amore, o love bombing , viene utilizzata come esca per far credere a qualcuno di essere accettato e apprezzato così come è. È uno strumento potentissimo che riesce a far sentire le persone parte di un qualcosa di più grande, infondendo in loro un senso di dovere e di obbligo, che fa sì che essi accettino qualsiasi regola di buon grado e senza porsi domande. La stessa tecnica può venite utilizzata nel caso di una relazione a due; tramite un incrollabile atteggiamento di adulazione e adorazione si riesce a far sentore una persona amata e apprezzata quando, in realtà, una volta stabilito il controllo su di essa, tutto questo sentimento svanirà nel nulla.

Controllo delle Relazioni, delle Attività e del Pensiero

Se mai entrerete in una setta, o comunque in qualsiasi gruppo ad alto controllo, vi accorgerete che vi verranno illustrate diverse regole o linee guida che ci si aspetta che seguiate senza fare domande. Vi si potrebbe chiedere di passare più tempo con i membri del gruppo, di partecipare e determinate cerimonie o eventi, e in generale di svolgere attività che, riempiendo la vostra giornata, vi allontanerebbero di fatto dalla famiglia e dagli amici. Vi si potrebbe incoraggiare a trovare altre persone disposte a unirsi al gruppo, disposte e condividerne i valori e gli insegnamenti. Il livello di controllo può arrivare a imporvi un certo abbigliamento, una certa mentalità e addirittura a scegliere le persone che potete frequentare. Si tratta di imposizioni pericolose che possono avere un impatto negativo su molti aspetti della vostra vita. Se disobbedirete o comunque metterete in dubbio le regole imposte, criticandole, facilmente verrete puniti; i membri che vi hanno, fino a quel momento, letteralmente ricoperto di amore, improvvisamente vi ignoreranno o vi tratteranno con freddezza. L'atteggiamento precedente verrà ripristinato solo se tornerete a seguire le regole, magari a costo di allontanarvi dalla vostra famiglia e dai vostri amici.

Magari, all'inizio, vedrete il vostro inserimento nella setta e il conseguente cambiamento di mentalità come qualcosa di positivo, che vi rende più forti. Potreste credere ciecamente negli ideali di miglioramento personale che vi vengono imposti, e seguirli ciecamente. È in questo momento che, di fatto, vi si sta vendendo uno stile di vita, e vi si sta convincendo ad aderire a una serie di principi e a comportarvi di conseguenza. Si tratta di un metodo potentissimo di guadagnarsi la fiducia di qualcuno tramite l'inganno, e spesso tramite l'uso della paura, o facendo sentire le persone incomplete se non si allineano ai dettami della setta. Alcune persone si sentiranno in dovere di coinvolgere amici e familiari, di cercare di portarli all'interno del gruppo per salvarli , che è proprio lo stesso meccanismo tramite il quale siete stati reclutati anche voi. Tutti coloro che criticano i principi e le ideologie imposte, finiscono su una sorta di lista nera, che facciano parte del gruppo o meno. Se farete sapere agli altri membri che la vostra famiglia è contraria, vi si potrebbe chiedere di interrompere i contatti. La setta, o qualsiasi gruppo in cui si applichi la manipolazione, mira precisamente a questo: convincervi che non avete bisogno di una famiglia, che all'interno del gruppo state meglio, che seguendone le regole potete migliorare la vostra vita e raggiungere il successo. Sono loro la vostra nuova famiglia .

Una volta inseriti all'interno di un gruppo di manipolazione, la vostra mentalità inizierà a cambiare. La vostra tolleranza verso chi pensa diversamente si ridurrà drasticamente. Potreste iniziare voi stessi ad applicare tecniche di manipolazione per convincere e reclutare altre persone, esattamente come è stato fatto con voi. Cosa ancora più grave, inizierete a diventare psicologicamente dipendenti dagli altri membri del gruppo. Avrete necessità assoluta della loro approvazione, la vostra autostima arriverà a coincidere con la loro stima nei vostri confronti; qualsiasi vostro gesto o commento sarà moderato tramite un sottile processo di condizionamento: se non vi allineerete troverete un muro di indifferenza e ostilità, e vi sentirete costretti a fare ammenda in un modo o nell'altro. È difficilissimo sganciarsi da questo tipo di situazioni; se non riuscirete a farlo subito, ben presto vi ritroverete totalmente soggiogati, senza una famiglia e senza amici.

LA PERSUASIONE OSCURA

Quando qualcuno intende far cambiare idea a qualcun altro, convincendolo a fare qualcosa che inizialmente non aveva intenzione di fare, generalmente si avvale di tecniche di persuasione ben precise. Non possiamo arrivare a parlare di manipolazione, ma anche la persuasione ha aspetti oscuri, se viene utilizzata per il proprio tornaconto.

Non c'è giorno in cui il persuasore non cercherà di raggiungere il suo obbiettivo. Per le industrie alimentari, ad esempio, si potrebbe trattare di proporre nuove ricette, o di riproporre quelle vecchie in una nuova accattivante veste, per fidelizzare il consumatore. I produttori cinematografici riempiranno televisione e social network di trailer e interviste agli attori, per spingere al massimo le nuove pellicole in uscita.

Per qualsiasi venditore, qualsiasi cosa venda, l'obbiettivo principale è quello di aumentare le vendite, e lo possono fare solo persuadendovi ad acquistare i loro prodotti. Naturalmente non sono minimamente interessati a procurarvi un reale beneficio; per questo motivo devono essere particolarmente attenti e abili nell'arte della persuasione, in modo da non insospettirvi e non irritarvi. Non sono gli unici a cercare di vendervi la stessa cosa, ci sono altri produttori e altri venditori, per cui devono trovare modo di impressionarvi, di distinguersi, di lasciare il segno.

La persuasione, come si può immaginare, è vecchia quanto il mondo; è uno strumento potentissimo utilizzato, da sempre, da molte categorie professionali. Per questo motivo le tecniche per convincere le altre persone a fare qualcosa sono oggetto di studio da tempo immemorabile.

A partire dal XX secolo, sì è iniziato a studiare queste tecniche in modo formale. Chi cerca di persuadere, deve innanzitutto trovare argomentazioni valide e convincenti. L'obbiettivo è quello di convincere il pubblico tramite queste argomentazioni, in modo che il messaggio in esse contenuto venga interiorizzato e, nei casi più estremi, adottato come stile di vita. Non è sempre semplice; per questo motivo si è sempre cercato di affinare questo tipo di abilità.

Vediamo tre tecniche di persuasione oscura tra le più ampiamente utilizzate e diffuse.

Creare il Bisogno

Si tratta di uno dei modi più proficui per influire sul punto di vista o sullo stile di una persona: in estrema sintesi, il persuasore dovrà cercare di creare un bisogno, o solo di capitalizzarlo, se il suo obbiettivo questo bisogno lo avesse già. Si tratta di una tecnica estremamente attrattiva, se ben eseguita.

Per avere successo con questa tecnica occorre scoprire i bisogni interiori del bersaglio, e fare appello ad essi. Potrebbe essere un sogno da realizzare, il desiderio di accrescere l'autostima, la mancanza di amore, di un rifugio sicuro. Potrebbe essere semplicemente il desiderio di cibo, perché no.

La forza di questo metodo è che non è letteralmente possibile che qualcuno non abbia bisogno di qualcosa. Tutti abbiamo bisogno di qualcosa. Il persuasore avrà solamente bisogno di capire di che si tratti, e poi fingere di poter aiutare il bersaglio a soddisfare facilmente questo bisogno.

Spesso il persuasore riesce addirittura a convincere il suo bersaglio che, se davvero vuole raggiungere un certo obbiettivo, dovrà cambiare il suo stile di vita o il suo modo di pensare, o che comunque così facendo le chances di soddisfare il suo bisogno cresceranno notevolmente.

Un ragazzo molto bravo a scuola che si fosse prefisso di uscire con una compagna che lo attrae, potrebbe utilizzare la sua bravura, e proporle di aiutarla nello studio, facendole prendere buoni voti. La ragazza penserà di aver trovato finalmente una soluzione ai suoi problemi, ma lui in realtà non è particolarmente interessato ad aiutarla realmente. Ha in mente tutt'altro.

Appellarsi ai Bisogni Sociali

Un'altra tecnica molto diffusa consiste nel cercare di identificare quali siano i bisogni sociali dell'obbiettivo. Non si tratta di esigenze forti come i bisogni primari che abbiamo visto prima, ma si tratta comunque di una buona arma da tenere nell'arsenale del persuasore.

Ci sono persone che hanno grande desiderio di essere acclamati dalla folla, di essere ricercati, apprezzati da tutti. Altri desiderano un particolare oggetto, non per effettivo bisogno, ma perché trattandosi di un oggetto costoso e vistoso lo porterà, nella loro visione, ad un livello sociale più alto.

Vediamo moltissimi esempi di applicazione di questa tecnica negli spot televisivi che, appellandosi al bisogno di rivalsa dello spettatore, lo incoraggiano ad acquistare un certo prodotto per non rimanere indietro, per emergere, per distinguersi. Non trascuriamo il fatto che, una volta scoperta una simile debolezza nel bersaglio, sarà molto più facile convincerlo ad acquistare altri oggetti che soddisfino il medesimo bisogno.

Utilizzare Immagini e Parole Altisonanti

Quando vogliamo convincere qualcun altro e spingerlo a fare qualcosa, è sempre opportuno scegliere con cura le parole da usare, perché le parole possono fare la differenza. Ci sono molti modi per dire la stessa cosa, e non tutti hanno lo stesso effetto; un modo può avere risultati molto diversi da un altro. Dire la cosa giusta al momento giusto è importantissimo, perché quando parliamo di manipolazione o persuasione, le parole sono uno strumento fondamentale; conoscere le frasi giuste, quelle che gli americani chiamano "call to action", o chiamata all'azione, può veramente dare il colpo di grazia alla titubanza di qualcuno.

La persuasione oscura è uno degli argomenti più interessanti tra quelli che possiamo associare al più generale concetto di psicologia oscura, anche se spesso viene trascurato o sottovalutato. Probabilmente questo accade perché, a differenza di quanto accade con altri metodi di controllo mentale, in questo caso al bersaglio viene sempre lasciata una scelta. Ci sono metodi molto più coercitivi che portano il bersaglio alla totale sottomissione, a volte isolandolo di fatto dal resto del mondo, in modo che la sua unica ancora di salvezza sia cedere alle richieste del manipolatore.

Quando si tratta di persuasione invece, tutto sommato la trattativa si svolge a carte scoperte, anche se ci possono essere doppi fini, e in questo caso parliamo, appunto, di persuasione oscura. Il bersaglio può rischiare di essere raggirato, certo, ma alla fine la scelta dipende da lui.

LA MANIPOLAZIONE SEGRETA

Si definisce manipolazione emozionale segreta un insieme di tecniche volte a ottenere potere e controllo su qualcuno tramite l'applicazione di tattiche ingannevoli e subdole. Chi la utilizza, cerca di modificare il comportamento e il pensiero altrui senza che ce ne si renda conto. In altre parole, usano tecniche che riescono ad alterare la percezione della realtà, in modo che il bersaglio sia convinto di fare ciò che fa perché realmente desidera farlo. In effetti, la manipolazione segreta è tale proprio perché funziona senza che chi ne è soggetto ne abbia il minimo sospetto. Chi è abile nell'utilizzo di queste tecniche, riesce a far eseguire i propri ordini senza che nessuno se ne accorga; è una vera e propria prigionia psicologica.

Quando un manipolatore navigato mette gli occhi su di voi, cercherà subito di convincervi a dargli fiducia gratificando la vostra autostima e il vostro benessere emotivo. Senza neanche accorgervene, cadrete nel suo incantesimo; conquisterà la vostra fiducia e, quel che è peggio, inizierete a dare grande peso a quello che lui pensa di voi. Una volta che li avrete lasciati entrare nella vostra vita, inizieranno a distruggere metodicamente la vostra identità e, con il passare del tempo, senza più alcuna autostima, vi trasformerete in ciò che il manipolatore vuole che voi siate.

La manipolazione emotiva nascosta è molto più comune di quanto possiate immaginare. Dal momento che si tratta di qualcosa di sottile, subdolo, spesso le persone non si rendono conto che sta succedendo proprio a loro. Spesso solo chi sta al di fuori se ne può accorgere, e solo se è una persona particolarmente acuta e attenta. Sicuramente conoscete persone che un tempo erano allegre e positive e, dopo aver conosciuto qualcuno, sono cambiate a tal punto da risultare irriconoscibili. Li conoscete da sempre, ma improvvisamente vi trovate di fronte degli sconosciuti; ebbene, rendetevi conto di quanto sia potente e pericolosa la manipolazione segreta; può cambiare profondamente le persone senza che neanche se ne rendano conto. Questo accade perché il manipolatore, quando è abile, vi consuma da dentro, a poco a poco, e tutti siamo inclini ad accettare piccoli, impercettibili cambiamenti, anche se in peggio. Piano piano la vostra vecchia personalità viene sostituita da una nuova versione di voi stessi, costruita appositamente per compiacere il manipolatore.

Potremmo paragonare la manipolazione oscura ad un colpo di stato, però al rallentatore. Di fatto, chi vi manipola vi chiede si cedere a piccole richieste, in modo progressivo; vi chiede di annullare piano piano la vostra personalità, il vostro carattere, per arrivare ad assecondare totalmente le sue richieste. La vostra mente non si renderà conto di cosa succede, non riuscirà a percepire questi minimi cambiamenti e pertanto non vedrà la portata del processo in atto.

Avete l'impressione che cedere a qualche piccola richiesta, per quanto irragionevole, non sia poi chissà cosa? Beh, sappiate che il manipolatore conta proprio su questo. Nessuno ha voglia di impuntarsi per delle piccolezze, si è propensi a lasciar correre. Purtroppo, questo innesca un effetto domino, e prima che ve ne accorgiate sarà troppo tardi. Iniziare a cedere per cose trascurabili rende più facile, successivamente, cedere su quelle che lo sono meno, e ad ogni concessione perderete un tassello di indipendenza, fino a trasformarvi in qualcosa di diverso da ciò che eravate.

La manipolazione emotiva segreta, in una certa misura, si riscontra in tutte le dinamiche sociali: nelle relazioni, nelle amicizie, sul lavoro. Vediamo come.

Manipolazione delle Emozioni nelle Relazioni

Nelle relazioni si verificano spessissimo episodi di manipolazione emozionale, ma non sempre con intenti dannosi. Le mogli, ad esempio, potrebbero cercare di modificare il comportamento del marito, inducendolo a restare più spesso a casa; è del tutto normale. Tuttavia, in molti altri casi, la manipolazione ha intenzioni più maliziose, e ha lo scopo di controllare o dominare l'altra persona.

La tecnica di manipolazione segreta di gran lunga più utilizzata all'interno di una relazione romantica è il rafforzamento positivo. Il vostro partner vi può portare a fare ciò che vuole se vi loda, vi lusinga, vi dona attenzione, vi offre regali e, in generale, si comporta affettuosamente. Anche momenti apparentemente dolci e romantici possono rivelarsi strumenti di manipolazione nascosta. Anche il sesso può essere utilizzato per ottenere qualcosa dal partner, per cambiarne l'atteggiamento, per farlo cedere su qualcosa. Fascino, apprezzamenti, regali… sono tutti modi tramite i quali maschi e femmine, indifferentemente, hanno sempre cercato di plasmare il carattere del partner.

I manipolatori più sofisticati usano quello che in psicologia è definito rafforzamento positivo intermittente per ottenere il controllo del proprio partner. Funziona così: il manipolatore somministra alla vittima un intenso rafforzamento positivo per un certo periodo di tempo; poi, improvvisamente, torna ai livelli abituali di attenzione e considerazione. Non appena la vittima si abitua al trattamento speciale, questo le viene tolto. Quando si abitua a quello normale, ecco che torna quello speciale. Apparentemente non c'è una logica in questo: in realtà, la vittima, dopo un certo numero di cicli, svilupperà dipendenza per il trattamento speciale, purtroppo però non avrà idea di come ottenerlo, proprio per l'apparente illogicità della situazione; a questo punto si sentirà portata a soddisfare tutte le richieste del manipolatore, nella speranza di fare, prima o poi, la cosa giusta che faccia riprendere al manipolatore la somministrazione del trattamento speciale. In estrema sintesi: questa è sottomissione .

A volte ci si limita ad usare il rafforzamento negativo, ossia a togliere, semplicemente. Si può negare il sesso al partner, così da obbligarlo a modificare il proprio comportamento. Si può arrivare a negare il dialogo, l'amore, l'affetto, tutto con l'intento di creare una situazione per uscire dalla quale la vittima sia disposta a soddisfare le richieste del manipolatore.

Ci sono persone malintenzionate che riescono a creare un falso senso di intimità fingendo di confidarsi con voi. Magari vi hanno raccontato storie personali, o confidato speranze, paure. Così facendo vi danno l'impressione di fidarsi di voi e, di conseguenza, di meritare la vostra fiducia; in realtà vogliono farvi sentire in debito, spingendovi ad aprirvi con loro a vostra volta, con le conseguenze nefaste che potete immaginare.

A volte, quando si manipola il proprio partner, si usano osservazioni ben calcolate, con l'intento di provocare una reazione e una modifica di determinati comportamenti. Lo si fa a parole, ma è possibile farlo anche solo tramite azioni. Il problema è che questo tipo di osservazioni, specie se malevole, possono essere molto dannose per il partner, e demolire la sua autostima. Dirgli che non cucina bene è sgradevole; molto peggio è dirgli che è aumentato di peso, o che non guadagna abbastanza soldi. Si tratta di frasi apparentemente innocenti, dette con apparente casualità, ma questo dire e non dire in realtà può veramente deprimere le persone.

Manipolazione delle Emozioni nelle Amicizie

Indovinate? Anche nelle amicizie e nelle relazioni occasionali si fa largo uso della manipolazione segreta. A livello di amicizia la situazione può essere abbastanza confusa, perché a volte anche gli amici bene intenzionati possono comportarsi in modo malevolo. Del resto, anche tra gli amici più intimi ci può essere una certa rivalità a livello sociale; esiste a questo proposito il concetto di nemico-amico.

Gli amici manipolatori tendono generalmente a essere passivi aggressivi. Piuttosto che cercare di influenzarti direttamente, possono cercare di farlo tramite amici comuni a entrambi. L'aggressività passiva è a tutti gli effetti una tecnica di manipolazione; ti nega la possibilità di affrontare la questione direttamente con l'amico che l'ha sollevata, e così perdete in partenza. Supponiamo che un'amica voglia un favore da voi e, invece di chiedere direttamente, vada da un amico comune e lo preghi di chiedervelo da parte sua. Ora quando questo accade, per voi diventa più difficile rifiutare questo favore, perché si è creata una pressione sociale aggiuntiva: rifiutate, e tutti sapranno che siete il tipo di persona che non aiuta gli amici. Un egoista.

A volte l'aggressività passiva si manifesta tramite il silenzio. Immaginate la situazione in cui, in gruppo, un vostro amico parli con tutti, tranne che con voi. Sarà estremamente imbarazzante, perché gli altri ad un certo punto se ne accorgeranno, e inizieranno a chiedersi cosa mai possa essere successo tra voi, e probabilmente prenderanno posizione a favore di chi si è mosso prima. Altre volte, lo strumento di manipolazione sono le frasi a doppio senso; quello che magari vi era parso un complimento, una volta che vi siate presi il tempo necessario per analizzarlo, si potrebbe rivelare un insulto sotto mentite spoglie, e l'incertezza andrà a minare la vostra sicurezza, magari facendovi cambiare comportamento.

Alcuni amici possono cercare di manipolarvi controllando le vostre interazioni sociali, e portandovi in situazioni dove siano nulle. Avrete sicuramente anche voi almeno uno di quegli amici che, quando vi vedete, cerca sempre di portarvi a casa sua o comunque in locali scelti da lui. Sono persone che vedono l'amicizia come una sorta di possesso, e cercheranno sempre di giocare "in casa". Portandovi fuori dalla vostra zona di comfort, cercheranno di approfittare delle vostre debolezze e di rendervi emotivamente dipendenti da loro.

Gli amici manipolatori tenderanno sempre a speculare e capitalizzare su di voi in modo eccessivo. Vi chiederanno continuamente favori, senza minimamente tenere conto del fatto che anche voi avete una vita, e che il vostro tempo non è di loro dominio. Tipicamente, sfrutteranno la vostra amicizia ogni volta che sarà loro utile, per poi scusarsi e sparire quando ad avere bisogno sarete voi.

EMPATIA

Le persone tendono ad usare indifferentemente le parole empatia e compassione, ma in realtà questi due termini hanno significati profondamente differenti. Quindi, quale delle due si può considerare una virtù da coltivare? È buona cosa essere empatici? O è meglio essere compassionevoli?

Come definiamo l'empatia? Possiamo semplicemente affermare che una persona empatica vive in modo acuto le emozioni degli altri, in particolare il dolore. Una persona fortemente empatica, quando si trovi davanti qualcuno che soffre, ha la tendenza a condividere la sofferenza. A volte questo porta a sintomi fisici concreti, come la nausea o il capogiro. In sostanza, un eccesso di empatia non è qualcosa di buono, può essere fortemente debilitante, e di conseguenza non è utile a nessuno, dal momento che indebolisce gli strumenti emotivi o cognitivi tramite i quali potremmo aiutare chi ne ha bisogno, oltre che gestire al meglio la nostra vita.

La compassione, d'altra parte, è qualcosa di diverso. Compassione non è provare il dolore altri, è capirlo. È una facoltà che nasce delle facoltà cognitive, non da quelle emozionali. Essere compassionevoli è

qualcosa di positivo, dal momento che non implica provare direttamente dolore: la compassione ci permette di comprendere le altre
persone senza indebolirci, così da poter fornire assistenza, se fosse il
caso.

Studi di laboratorio hanno dimostrato che le persone fortemente
empatiche possono trovare questo tipo di esperienza angosciante,
insostenibile, al punto da provare risentimento verso chi già soffre di
suo; al contrario, le persone con un alto livello di compassione hanno
la tendenza a sentirsi impegnati e comportarsi gentilmente di fronte
alla sofferenza.

La domanda potrebbe a questo punto sorgere spontanea: abbiamo
qualche possibilità di controllo sulla quantità di empatia o
compassione che proviamo? In realtà sembra che si tratti di caratteristiche più o meno innate, anche se non del tutto geneticamente determinate; sicuramente le esperienze accumulate prima dell'età adulta
hanno il loro peso. Un opportuno addestramento può sviluppare una
o l'altra di queste caratteristiche, anche se sembra che i casi più eclatanti siano sempre quelli che si sono sviluppati in modo naturale.
Fortunatamente per chi si ritrova ad essere particolarmente empatico,
magari troppo, ci sono tecniche per tenere sotto controllo le proprie
emozioni e reazioni.

Potrà sembrare un cliché, ma di fatto ha sempre funzionato e continua
a funzionare: controllare il proprio respiro significa controllare le
proprie emozioni. Teniamo presente che, quando sottoposti a
emozioni intense, i nostri corpi attivano le modalità di lotta o di fuga.
Tutto questo si traduce, nella pratica, in cambiamenti fisiologici misu-
rabili, tra i quali una respirazione più veloce e meno profonda. Al
tempo stesso, respirare velocemente ci fa sentire più ansiosi e recettivi.
Di contro, numerosi studi hanno dimostrato che imporsi una respirazione lenta e profonda produca l'effetto contrario. È un modo per
comunicare al nostro corpo che tutto va bene, che ci si può rilassare.
Anche solo pochi respiri profondi e controllati possono essere
sufficienti per farci sentire istantaneamente più tranquilli. Un altro

modo molto efficace per contrastare i sintomi dell'ansia generata da una forma eccessiva di empatia è quello di concentrarsi sul proprio io fisiologico; in sostanza, cercare di portare l'attenzione verso il nostro corpo e allontanarla dai nostri pensieri. Se siete seduti, piantate saldamente i piedi per terra e cercate di percepire il contatto con il pavimento. Muovete le dita. Cercate di focalizzarvi sulla sensazione dell'aria sulla vostra pelle e, lentamente, prendete coscienza del vostro corpo, un pezzo alla volta. La pratica dello yoga, della meditazione e di altre discipline orientali può essere un grande aiuto per questo tipo di routine. Cercate di usarle in combinazione con il controllo del respiro; riuscirete facilmente a calmarvi e indurre il vostro corpo in uno stato di maggiore rilassatezza.

Nonostante tutto quello che abbiamo appena detto, a volta la soluzione migliore è proprio uscire completamente da certe situazioni. Ricordate che nonostante possa sembrare utile restare vicino a chi soffre e condividerne le emozioni, a volte la nostra presenza si rivela dannosa. Le persone che soffrono hanno esigenze sicuramente diverse una dall'altra, ma c'è una cosa di cui sicuramente non hanno bisogno: un'altra persona che soffre. Se non riusciamo a gestire la loro sofferenza, se ne siamo sopraffatti, possiamo rischiare di turbarli più di quanto non lo siano già. O magari sembrare poco sinceri. Chi sta male, spesso ha semplicemente bisogno di una persona forte su cui poter contare. Una persona compassionevole. Chiediamoci se quella persona siamo noi. Non lo siamo? Allora evitiamo di peggiorare le cose. Non è compito di nessuno in particolare prestare assistenza, e nessuno si deve sentire obbligato, a maggior ragione, a farsi sopraffare delle emozioni e dalle sofferenze altrui. Non serve a nessuno. Di conseguenza, se ti accorgi che il tuo stare vicino ad una persona con dei problemi ti mette in ginocchio, prendi in seria considerazione l'idea di andartene. Probabilmente sarà la cosa migliore per tutti. Avere accanto una persona ancora più disperata, non è un grande sollievo, e potrebbe essere di intralcio a chi, per natura, è più adatto a portare una reale conforto.

Se vi ritrovate alla perfezione nella situazione appena descritta, potete decidere di farne una regola: evitate il genere di situazione che vi sconvolge fino a questo punto. È un fatto che le persone, per predisposizione naturale, tendano a prestare maggiore attenzione alle cose sgradevoli. È una risposta evolutiva che aiuta a essere consapevoli dei possibili problemi e pericoli che ci circondano. Detto questo, è anche importante saper dare a ogni cosa la giusta prospettiva. Non sempre gli aspetti negativi superano quelli positivi. Non è automatico. Tenente presente che le emozioni spesso sono più veloci e potenti delle riflessioni, ma non per questo si basano sempre su percezioni corrette. Se siete una persona empatica, è bene che valutiate seriamente quanto sia il tempo della vostra vita che dedicate a occuparvi di negatività. Sappiate che se siete inclini a lasciarvi risucchiare dalle situazioni dolorose, facendovi bloccare in una situazione di impotenza, non riuscirete ad aiutare nessuno.

Non ho la minima intenzione di affermare che l'empatia, a livelli ragionevoli, sia una cosa negativa, Anzi. Non tutti sono empatici allo stesso modo; diciamo che, sociopatici a parte, ne siamo tutti dotati, in una certa misura. L'empatia può essere qualcosa di meraviglioso. Ad esempio, l'atto di consolare un bambino rattristato indica una profonda attitudine alla comprensione di ciò che le persone provano. Teniamo presente che i bambini possono arrabbiarsi moltissimo per cose che, dal punto di vista di un adulto, sono del tutto irrilevanti. Se siete persone con una personalità prevalentemente cognitiva, facilmente ignorerete le loro rimostranze, tralasciando il fatto che, nonostante a noi sembri trattarsi di questioni banali, i sentimenti che i bambini provano sono tutt'altro che banali. Tenete presente che ai bambini manca la visione del contesto generale. Non sono adulti. L'emozione del momento catalizza tutta la loro attenzione. Arrabbiarsi per qualcosa, per quanto poco importante, ha per loro la stessa portata di ciò che sarebbe una tragedia per un adulto. Possedere un carattere empatico vi permette di capirlo, e di riuscire a essere di conforto.

Quest'esempio vuole significare che la personalità degli adulti equilibrati ha molte caratteristiche; compassione, empatia, praticità. Siamo tutti diversi e non per questo qualcuno è migliore degli altri. Di certo, caratteristiche empatiche troppo sviluppate possono portare una persona sull'orlo dell'esaurimento. Sì, la sensibilità eccessiva è un problema.

PERSONALITÀ OSCURE

Facciamo una premessa. La vera psicologia oscura è qualcosa di molto più oscuro, rispetto a ciò di cui parleremo qui. Ci sono sfaccettature e gradi di oscurità, e qui ci manterremo ad un livello moderato. Esamineremo gli aspetti più ordinari di queste tematiche, quello che possiamo riscontrare nella vita di tutti i giorni. Se desiderate informazioni sulla necrofilia o sugli assassini seriali, tematiche appartenenti alla vera psicologia oscura, non è qui che ne parleremo. In effetti, quando abbiamo a che fare con deviazioni di questa portata, non è un libro che ci può venire in soccorso. Meglio tornare al nostro discorso.

Tratti

In quanto esseri umani, abbiamo tutti dei tratti. Cosa sono? Quali sono? I tratti sono le nostre caratteristiche, e le nostre caratteristiche sono ciò che ci identifica per quelli che siamo. Sono ciò che ci contraddistingue dal punto di vista del credo, delle abitudini, della personalità. I tratti sono le qualità che definiscono persone, luoghi, cose. Sono le nostre caratteristiche uniche. Sono le nostre stranezze e particolarità. Alcuni tratti sono "normali", ossia rientrano in ciò che la società considera accettabile. Altri possono essere considerati più bizzarri, costituiscono l'eccentricità della nostra natura. In genere tenuti nascosti, a volte si permette loro di emergere.

I tratti sono ciò che ci distingue e ci rende diversi da tutti gli altri. Sono parametri che rendono possibile la misurazione della nostra personalità, così come le grandezze fisiche rendono possibile la misurazione dei fenomeni naturali. Sono le nostre proprietà, fisiche e metafisiche.

I tratti sono le nostre tendenze, normali o anormali. Tutto può essere tratto: una caratteristica della personalità, il numero di scarpe.

Come i numeri sono i mattoni che costruiscono la matematica, così i tratti sono i mattoni che costruiscono la psicologia.

Oscurità

L'oscurità esiste di per sé o è semplicemente l'assenza della luce? Più che una domanda si tratta di un paradosso, e lo lasciamo ai grandi filosofi. Però, considerare chiaro e scuro in modo cromatico aiuta a valutare quanto oscuro possa essere un concetto. La manipolazione può essere affrontata in modo molto diverso, a seconda del suo grado di oscurità. Mai come nella psicologia, tra bianco e nero vi è una vasta gamma di grigi. Così è la scienza della mente; non esistono personalità bianche e personalità nere. Sarà un caso che si parli di materia grigia?

Scherzi a Parte

La complessità della nostra mente, come abbiamo visto, non permette di catalogare le cose come appartenenti alle tenebre o appartenenti alla luce. Ciò che una persona ritiene oscuro potrebbe non esserlo per un'altra. Quello che io considero luminoso, potrebbe non esserlo per voi. Il grigio tra gli estremi è solo una questione di scelte e preferenze legate a situazioni sociali, personali, culturali.

Spesso, valutando l'oscurità, usiamo un metro molto pratico. Quello che ci potrebbe danneggiare è oscuro. Ciò che ci avvantaggia, ciò che ci semplifica la vita, quella è la luce. Quello che sta in mezzo, come avrete immaginato, è semplicemente grigio.

Quando abbiamo specificato che non parleremo di casi estremi, di fatto abbiamo dichiarato che ci occuperemo di questioni "grigie". Tuttavia, ogni situazione è unica, e in genere sappiamo capire benissimo se ci troviamo al buio o no. Nel caso, è buona cosa accendere la luce ed esaminare alcune tematiche di psicologia oscura che si applicano alla vita quotidiana di chiunque .

Come ogni altra forma di psicologia, la psicologia oscura si occupa della mente umana e delle sue potenzialità. Il potenziale della mente umana è illimitato e probabilmente non verrà mai compreso nella sua interezza. Per questo motivo, cercare di inquadrare l'oscurità della mente umana è, in qualsiasi caso, solo grattare la superficie della psicologia oscura. Essere umani implica essere oscuri. L'oscurità ha toccato tutti popoli, in tutte le epoche. È un fatto che tutti siamo imperfetti, che tutti abbiamo un lato oscuro. Sta a noi in quanto persone il compito di individuarlo e cercare di non agire basandosi sui nostri sentimenti e istinti più devianti.

La psicologia oscura è, in definitiva, uno studio di come percepiamo le cose in modo soggettivo e di come possiamo utilizzare le circostanze per manipolare e predare le altre persone. Siamo individui orientati a raggiungere obbiettivi. Quando perdiamo la necessaria motivazione, quando le cose diventano difficili, siamo propensi a cadere nella spirale dei comportamenti manipolatori. La psicologia oscura è lo studio di questo tendere verso il male che, salvo in pochi casi, non riusciamo mai a raggiungere completamente.

Chi applica la psicologia oscura è come un predatore senza rimorso per le proprie azioni. Ha pensieri oscuri, sentimenti malvagi. Vittimizza gli altri mentalmente e fisicamente, in genere con uno scopo, ma col passare del tempo lo potrebbe fare per la semplice abitudine al male. La psicologia oscura in effetti non si occupa della vittima. Descrive il grado di de-umanizzazione del carnefice. È la stessa differenza riscontrabile tra un folle inconsapevole e un lucido sadico.

La psicologia oscura si basa sull'assunto che tutti noi siamo potenzialmente persone pericolose. Tutti abbiamo pensieri violenti. Si tratta di prendere in esame le circostanze esterne che potrebbero metterci in condizione di passare dal pensiero all'azione. Si tratta di distinguere il predatore naturale dal predatore studiato. È una dottrina che prende in esame il predatore nascosto in ciascuno e lo mette sotto una nuova luce. Con la differenza che, in quanto esseri umani, siamo riusciti a distorcere l'istinto predatorio e ad applicarlo alla vita di tutti i giorni; questa caratteristica, la tendenza di fare del male senza per forza uno scopo preciso, non appartiene a nessuna altra specie vivente: è esclusivamente umana.

La psicologia oscura, proprio a partire dal presupposto che siamo tutti potenziali manipolatori, cerca di esaminare le modalità di manipolazione oscura, per fornire la conoscenza necessaria a potersene difendere. Occuparsi di psicologia oscura significa studiare l'evoluzione umana, e paragonare le nostre tattiche di sopravvivenza preistoriche a quelle attuali.

Catalogare le tipologie di personalità oscure può essere utile per riuscire ad analizzare e comprendere i motivi per cui facciamo quello che facciamo. Vediamo in dettaglio alcune delle più comunemente classificate.

Narcisisti

Essere totalmente assorbiti da sé stessi significa essere narcisisti. Nella mente del narcisista l'universo gira intorno a lui. È un dato di fatto. Anche l'amore diventa uno strumento da utilizzare. L'unico amore sincero è l'amore per sé stesso. Il narcisista ama sé stesso a tal punto che riesce perdonarsi qualsiasi malefatta, sommergendola con un oceano di amore. Il narcisista è perennemente ammirato da sé stesso. Guardarsi allo specchio dovrebbe generare orrore e disgusto, ma loro sono perennemente compiaciuti, e piacevolmente stupiti. Non è facile descrivere aspetto e comportamento di un narcisista, perché il fatto di ammirare sé stesso sopra ogni cosa lo porta a mutare continuamente, è nella sua natura. Quello che non cambia mai è il fatto di amare sé stesso sopra ogni cosa.

La modestia è sconosciuta al narcisista, che di fatto è perennemente al centro della scena. Non c'è orgoglio in questo, bensì semplice constatazione. L'istinto egoista e la divinizzazione della propria persona rendono di fatto impossibile al narcisista preoccuparsi di qualcosa o di qualcun altro. Nel suo mondo non esiste il mondo. Solo lui .

Sociopatici

Il sociopatico ha alcune tendenze condivise con il narcisista. La differenza principale sta nella fondamentale assenza di emozioni, che pertanto non costituiscono un intralcio. C'è totale mancanza di responsabilità sociale. C'è insensibilità, indifferenza.

Notate bene, non sto dicendo che il sociopatico non abbia una coscienza; mi riferisco ad un problema di connessione tra la percezione di un'azione sbagliata e le possibili emozioni che questa dovrebbe provocare. Nel sociopatico questa connessione è molto debole, e viene spesso liquidata come un impedimento trascurabile, del quale è facile sbarazzarsi.

Il sociopatico, in effetti, prova emozioni, ma ha difficoltà a elaborarle. E riesce a eliminarle facilmente con l'aiuto della logica. L'emozione è solo un fragile ostacolo, una candela che un semplice soffio spegne facilmente.

Psicopatici

Allo psicopatico manca qualsiasi forma di coscienza, o quasi. Generalmente c'è totale assenza di rimorso, qualsiasi sia l'azione commessa. Lo scopo primario delle azioni dello psicopatico sono le azioni stesse; alcuno sostengono che, in effetti, la vita dello psicopatico sia un continuo e infruttuoso tentativo di provare emozioni reali.

In tanti confondono lo psicopatico con l'omicida seriale, ma è un errore. Non tutti gli psicopatici cedono ai propri istinti e si lasciano andare ad atti di violenza; lo psicopatico non è necessariamente un assassino.

Machiavellici

Il machiavellico è un individuo che pianifica. È spesso un opportunista con lato insidioso e maligno. Alcuni lo definirebbero bifronte.

Il machiavellico non si accontenta di chiedere, quando vuole qualcosa. Sono astuti, potremmo definirli degli artisti. I moderni ciarlatani. L'inganno e l'astuzia sono le loro armi principali, e tramite esse ottengono tutto ciò che vogliono. A volte, la riuscita dell'inganno è proprio la maggiore delle soddisfazioni. Sempre tenendo presente che il fine giustifica i mezzi. In definitiva, il machiavellico non si fa alcuno scrupolo di utilizzare la manipolazione per ottenere ciò cha vuole.

Le tipologie di individui sopra descritte bene incarnano l'idea di psicologia oscura che stiamo cercando di trattare. Il concetto è quello di prendere in esame le persone che ottengono ciò che vogliono con mezzi considerati inaccettabili dalla società, e studiare come lo fanno. Per alcuni potrebbe trattarsi di abitudine, per altri è qualcosa del tutto istintivo.

Il fatto che noi generalmente reagiamo al tentativo di manipolazione significa che tutti abbiamo ben chiaro cosa significhi scegliere la via più breve per raggiungere un determinato obbiettivo. Riconosciamo la strategia perché ci abbiamo pensato anche noi. E riconosciamo la scorrettezza nel danneggiare gli altri che poi è proprio quello che porta a sconfinare nell'oscurità.

D'altra parte, c'è anche in tutti noi il bisogno di cedere. Di lasciarsi andare. Una sorta di piacere, di beatitudine, nel trovarsi intrappolati, impotenti. È qualcosa di antico, ancestrale, la sensazione dell'animale preso in trappola. È una fuga da noi stessi, il sollevamento da qualsiasi responsabilità, l'orrore affrontato in modo totalmente inconsapevole.

La psicologia oscura studia i meccanismi che provocano questa beatitudine nella vittima e, dal lato opposto, la totale assenza di emozione nel carnefice. Si tratta di meccanismi antichi: la manipolazione mentale è vecchia quanto la Terra, le stesse identiche situazioni si ritrovano nella preistoria così come nella vita moderna, con differenze minime dovute esclusivamente alle diverse circostanze esterne.

Come abbiamo detto, non esistono solo il bianco e il nero: tutti noi abbiamo pensieri luminosi, pensieri oscuri e pensieri che stanno nel mezzo. Possiamo trovare nella nostra personalità aspetti di tutte le tipologie di deviazione che abbiamo descritto. Infine, teniamo presente che, almeno per alcune persone, manipolare gli altri è una reazione all'essere state a loro volta manipolate. Sono poche le persone davvero oscure, si tratta di casi veramente estremi.

Il fatto di ritrovare in noi qualche caratteristica comune al narcisista, o allo psicopatico, è del tutto normale e non deve preoccupare. Sta a noi rendercene conto, capire, analizzare e, alla fine, decidere se agire in un certo modo o meno. La comprensione deriva anche dall'accettazione; è proprio l'accettazione del fatto di essere in grado di compiere azioni terribili che ci aiuta a capirne i motivi e a trovare il modo di smettere di compierle, o addirittura fermarsi prima ancora di aver iniziato. Rendersi conto di essere tutti appartenenti ad unica specie, con cervelli sostanzialmente identici, aiuta a capire meglio le ragioni degli altri.

Quando parliamo di adepti della psicologia oscura non dobbiamo pensare a coloro che ne capiscono i meccanismi, bensì agli individui che mettono da parte rimorsi e coscienza per manipolare ancora, e ancora. Un conto è fare proprie tecniche e strategie di prevaricazione, un altro immaginare di farlo per capirne i meccanismi e le motivazioni.

L'oscurità è ferire o danneggiare qualcuno, con malizia o anche con differenza. Il modo migliore per combatterla è immedesimarsi, conoscerla. Accendere la luce prima di entrare in una stanza evita di inciampare. Conoscere è difendersi, e questa conoscenza si può aumentare, approfondire. Per difendersi è necessario accendere una luce sulle emozioni sulle quali la psicologia oscura ha maggiore influenza. Le emozioni che possono portare alla psicologia oscura sono diverse, assumono molte forme e possono essere interpretate in modi diversi. Tuttavia, c'è un'emozione che si presenta più spesse di altre, quando viene applicata la psicologia oscura, e questa emozione è la paura.

PROGRAMMAZIONE NEURO-LINGUISTICA

Come per ogni altro argomento, prima ancora di vedere quali siano gli utilizzi, i pro e contro della Programmazione Neuro-Linguistica, o PNL, è capire cosa si intenda precisamente con questa espressione.

Spezzando il termine nelle tre parti che lo compongono, abbiamo la neurologia, un linguaggio, la programmazione; complessivamente ci stiamo riferendo a come un determinato linguaggio possa raggiungere la mente, di fatto programmandola. Vi è mai successo di parlare con qualcuno senza riuscire a farci capire? Potrebbe essere un problema di linguaggio; questo accade spesso quando si proviene da parti diverse del mondo.

Siete in viaggio per lavoro, o siete in vacanza, avete fame, trovate un ristorante che vi piace, vi sedete. Quando arriva il menu, ordinate una bistecca, o almeno così credevate, dal momento che il cameriere vi ha portato del pesce al forno. La delusione che ne deriva è strettamente legata al nostro rapporto con la mente inconscia. Tutti desideriamo una vita felice, relazioni appaganti, una famiglia unita e sana, la salute, mangiare bene e avere denaro. Purtroppo, le nostre aspettative possono essere frustrate, e spesso è un problema di comunicazione.

Pur avendo a grandi linee capito di cosa stiamo parlando, cerchiamo di capire meglio come la PNL funzioni e come venga applicata. Si tratta in estrema sintesi di ciò che mette in equilibrio lo sviluppo personale e la comunicazione. I pionieri dello sviluppo di questa dottrina sono Richard Bandler e John Grinder che, nella California degli anni '70, ne hanno posto le basi, legando per la prima volta la neurologia al linguaggio e, di conseguenza, ai modelli comportamentali che vengono sviluppati dalle persone tramite le esperienze, e affermando che, tramite la modifica di una o più di queste componenti, sia possibile aiutare le persone a migliorare la propria vita e a raggiungere più facilmente i propri obbiettivi. Tra le altre cose, Grinder e Bandler hanno affermato che l'utilizzo della PNL possa rapidamente sviluppare le abilità delle persone, e che chiunque ne possa tratte grande giovamento. Addirittura, si sono spinti a dichiarare che sia possibile trattare un vasto spetto di disturbi come la depressione, i tic nervosi, le fobie, ma anche la miopia, il raffreddore, le allergie e i disturbi dell'apprendimento.

Nonostante molti ipnoterapisti ne facciano uso, e parecchie aziende la utilizzino a livello di marketing quando organizzano seminari, workshop, formazione aziendale sia per aziende private che per dipartimenti governativi, la PNL non si può considerare una scienza, dal momento che i risultati ottenuti non sono in generale scientificamente quantificabili e dimostrabili.

I detrattori sostengono che la PNL sia obsoleta, che non sia in grado di fornire informazioni precise e attendibili sul funzionamento del cervello, e che venga applicata in neurologia basandosi su assunti errati. Sostengono anche che Grinder e Bandler non abbiano mai fornito evidenze scientifiche a supporto delle loro dichiarazioni, e che le metodologie che espongono contengano errori procedurali. In tanti sono convinti che ci siano approcci migliori, in grado di ottenere risultati di gran lunga migliori di quelli promessi (e non mantenuti) da Grinder e Bandler.

Ciò nonostante, come abbiamo detto, ci sono ipnoterapisti utilizzano la PNL con ottimi risultati, e molte aziende di marketing ne sostengono l'efficacia, dati alla mano.

Avete mai pensato di voler cambiare qualche vostra abitudine, almeno una volta? Di voler migliorare in qualcosa? Per esempio:

- Riuscire a presentare un progetto rimanendo calmi, senza farsi sopraffare da ansia e tensione
- Ridurre il tempo passato sui social media
- Smettere di rimandare e riuscire a fare le cose nel tempo stabilito
- Smettere di mangiare compulsivamente

Se siete riusciti a cambiare questi o altri comportamenti, è perché siete riusciti ad arrivare alla parte inconscia della vostra mente. Ricordatevi che è la nostra mente inconscia che ci suggerisce di comportarci nel modo che ritiene essere il migliore per noi. Applicare la PNL è come fornire al nostro cervello un manuale comportamentale, è come sottoporlo a un programma di allenamento. Quando si riesce a parlare il linguaggio della propria mente diventa facile comunicare con l'inconscio; a questo punto, la PNL diventa lo strumento per insegnare all'inconscio cosa sia meglio per noi, traendone significativi vantaggi per ogni aspetto della vita.

In molti sono convinti che quando diciamo PNL stiamo alludendo a tecniche strane e trucchetti da prestigiatore, ma non è così. In realtà si tratta di teorie con solide fondamenta. Sta a chi le applica conoscere a fondo la materia.

La Storia della PNL

Abbiamo già detto che i primi a parlare di Programmazione Neuro-Linguistica sono stati Grinder e Bandler; in realtà essi hanno attinto da idee di altri psicologi, tra cui Milton Erickson, Fritz Perls e Virginia Satir, Noam Chomsky, Gregory Bateson e Alfred Korzybski. E probabilmente alle teorie e ai trucchi di Carlos Castaneda.

Nel loro libro del 1975, The Structure of Magic , Grinder e Bandler descrivono le tecniche di terapia della PNL e in che modo funzionino e portino alla guarigione dei soggetti. Dal momento che l'individuo crea la sua percezione del mondo tramite il linguaggio, le idee e la fisiologia, modificando la struttura percettiva diventa facile assumere nuovi comportamenti e reagire diversamente agli stimoli esterni. Studiando come la modifica della percezione influisca sulle reazioni si arriva a essere in grado di amplificare i comportamenti di successo e minimizzare quelli dannosi. Gli autori non affermano di aver trovato il metodo perfetto per curare determinate patologie, ma espongono come determinate terapie abbiano portato a determinati risultati.

Negli anni successivi il discorso è stato portato avanti da vari altri autori, tra cui spicca Antony Robbins, che è stato il principale fautore dell'applicazione alle tecniche di PNL al settore del marketing. Anche Michael Hall e Tad James hanno dato il loro contributo approfondendo alcuni aspetti delle teorie professate dai loro predecessori, ma alla fine degli anni '80 la PNL ha iniziato una lenta fase di declino, non aiutata delle cause legali tra i fondatori Grinder e Bandler, ognuno dei quali cercava di attribuirsi la paternità della teoria.

Nonostante il discreto successo di queste teorie, la PNL non è mai stata considerata una branca della psicologia, proprio per il suo carattere empirico e la mancanza totale di prove scientifiche. Inoltre, quando si sia provato ad applicare le sue teorie in ambito controllato, non hanno quasi mai portato il risultato sperato. In compenso, la PNL negli anni è stata bollata come tecnica di manipolazione, e in particolare la parola "programmazione" non è mai risultata gradita, dal momento che sembrava ridurre l'essere umano al livello di una macchina.

Allo stato attuale, la PNL viene utilizzata in gran parte da psicoterapeuti che si avvalgono dell'ipnosi, soprattutto in ambito di coaching, marketing e formazione aziendale. Viene anche utilizzata da illusionisti e ha avuto anche connessioni con ambienti esoterici, ma alle certificazioni dei corsi PNL non è mai stato attribuito alcun valore legale.

I Principi Cardine della PNL

Vediamo alcuni concetti di base su cui si fonda la programmazione neuro-linguistica.

• **Soggettività**

Ogni individuo, tramite le proprie percezioni, rappresenta la realtà in modo soggettivo. La percezione è costituita dai cinque sensi e dal modo in cui essi influiscono sul nostro pensiero. Vista, tatto, udito, olfatto, gusto, sono il linguaggio tramite il quale la realtà parla al nostro cervello. Quando parliamo del concetto di " ciò che abbiamo in mente", in realtà parliamo di ciò che abbiamo visto, di ciò che abbiamo toccato, di ciò che abbiamo udito, di ciò che abbiamo annusato, di ciò che abbiamo assaggiato, e infine di ciò che sentiamo dentro di noi a seguito di questa interpretazione della realtà che chiamiamo percezione. In questo senso, la PNL studia proprio il rapporto tra la realtà e la percezione soggettiva di ciascuno di noi. Teniamo presente che il comportamento di una persona è completamente determinato dalle percezioni sensoriali soggettive: che si tratti di comunicazione verbale o non verbale, le abitudini e le reazioni possono essere modificate intervenendo sul modo in cui i sensi interpretano la realtà.

• **Modellamento**

Il modellamento, o modeling in inglese, consiste nell'imitazione più o meno consapevole di comportamenti di altre persone. La PNL si prefigge di analizzare comportamenti di successo, per poi renderli disponibili e eventualmente affiancarli ad altri comportamenti già disponibili al paziente, dovuti a sue precedenti esperienze positive.

In PNL si fa esplicito riferimento al modellamento analitico, in contrapposizione al modellamento intuitivo; quest'ultimo è inconsapevole e caratterizza, ad esempio il processo educativo tramite il quale un bambino si ispira al modello comportamentale fornito dai genitori. Nel caso del modellamento analitico, invece, parliamo di un processo consapevole tramite il quale un individuo si prefigge di adottare una serie di comportamenti di provato successo, per ottenere anche egli il medesimo successo.

Effettivamente, quando parliamo di programmazione, non intendiamo dire che la PNL vada ad azzerare la mappa comportamentale degli individui. Al contrario, noi tutti abbiamo già a disposizione tutte queste informazioni. È compito del terapista aiutare il paziente a ridefinire questa mappa, in modo da associare ad una percezione esterna il più appropriato comportamento di successo, così da poter fornire un arsenale comportamentale che aiuti il paziente a porsi in modo efficace nelle varie situazioni della vita .

I Benefici della PNL

Sintetizziamo qui di seguito alcuni benefici riscontrati da persone che hanno applicato con successo i principi della programmazione neuro-linguistica.

- Migliori capacità di comunicazione
- Migliore percezione del linguaggio non verbale
- Potenziamento del subconscio e aumentata percezione sensoriale
- Aumento della motivazione
- Riduzione di ansia e fobie
- Maggior controllo delle emozioni
- Maggior capacità relazionale
- Maggiore facilità nel raggiungimento degli obbiettivi
- Abbandono delle abitudini dannose

Se si desidera frequentare approfondire la programmazione neuro-linguistica, ci sono istituzioni accreditate che si occupano specificamente di questo, e forniscono certificazioni riconosciute. Ci sono vari livelli di formazione PNL, e li discuteremo in altra sede.

PNL E LINGUAGGIO DEL CORPO

Il linguaggio del corpo è un tema decisamente ampio, e non è nello scopo di questo volume trattarlo in modo esaustivo. Vediamo invece alcuni aspetti del linguaggio del corpo che, facendo leva sulla percezione sensoriale, in base a quanto visto nel capitolo precedente, possono influenzare i comportamenti degli altri.

Il Tono di Voce

Chi lavora nell'assistenza clienti, o nei call center in generale, conosce benissimo l'importanza della voce quando si tratta di comunicare. È la prima cosa che il cliente percepisce, è l'aspetto che prima di altri lo aiuta a formarsi un'idea del livello del servizio e dell'attenzione al cliente della società che eroga tale servizio. Potremmo quasi dire che, più che le parole dette, conta il tono di voce con il quale le si dice. Un appassionato di musica probabilmente riesce ad afferrare più chiaramente questo concetto.

Prestiamo sempre attenzione al volume della nostra voce: la voce alta in genere indica nervosismo: bisogna prestare attenzione a questo fatto, se l'idea è quella di persuadere e rassicurare. A volte si sente il bisogno di alzare il tono, perché il microfono funziona male o la connessione è disturbata, ma in questo modo non trasmetterete il messaggio che intendevate trasmettere; se la persona con qui stiamo parlando alza la voce, immediatamente ci sembrerà che sia stanca, irritata o a disagio. Parimenti, un oratore che si rivolge al pubblico gridando, dà l'impressione di essere in difficoltà, di essere infastidito dal suo pubblico, di essere nervoso perché non riesce a farsi capire come vorrebbe .

E il tono di voce? Il tono è assolutamente fondamentale; può far degenerare una conversazione, o risolverla per il meglio. Un messaggio neutrale, o anche positivo, detto in modo arrabbiato, rovinerà totalmente l'effetto, dando in definitiva l'impressione di un atteggiamento ostile. Al contrario un tono professionale e comprensivo renderà accettabile anche un messaggio non esattamente gradevole. Allo stesso modo, un tono ironico spesso avrà l'effetto di far sentire le persone giudicate, predisponendole ad irritarsi: meglio utilizzare un tono serio e professionale, che darà l'impressione di disponibilità e porterà gli altri a venirci incontro.

Altrettanto importante è la velocità del parlare. Chi parla velocemente dà l'impressione di essere preso dal panico, o ancora dimostra egoismo, perché non si preoccupa che il suo messaggio arrivi chiaramente a tutti. Al contrario, chi parla lentamente, con le giuste pause, sembra parlare nell'interesse di chi ascolta, quasi si stesse rivolgendo alle persone una per una. Parlare velocemente indica anche poca disponibilità a perdere tempo, e desiderio di passare all'argomento successivo. Se vi è mai successo di chiamare un call center e di avere a che fare con un operatore che parlava velocemente, ricorderete la sgradevole sensazione di non essere ascoltati e di non essere presi sul serio. Considerate il personaggio di Sheldon Cooper nella serie TV The Big Bang Theory , e notate la velocità a cui parla. Risulta evidente che, indipendentemente dal frangente e dalla situazione, Sheldon parli così velocemente per non dare il tempo all'interlocutore di organizzare le idee e rispondere a tono.

Infine, notiamo l'importanza della variazione di questi parametri nel corso della conversazione. Cambiando intonazione, volume, velocità, esprimiamo le nostre emozioni e i nostri sentimenti. Nonostante queste caratteristiche esprimano un messaggio ben definito e, pertanto, sia utile padroneggiarne l'utilizzo, non variarle mai rende la conversazione innaturale. Possiamo perdonare solo ad uno straniero il fatto di parlare con un tono molto uniforme; diversamente, la monotonia della voce rende la conversazione inespressiva e noiosa .

Il Tatto

Toccare le persone è normale; una pacca sulla spalla di un collega, un abbraccio a un nostro familiare. Una stretta di mano per salutare o per congratularsi. Quando il tocco trasmette un messaggio, parliamo di comunicazione aptica. Il tocco ha rilevanza ancora maggiore per i bambini: in effetti è un punto cruciale del loro sviluppo. Senza poter toccare o essere toccato, un bambino avrà grossi problemi di sviluppo, dal momento che il tatto a quell'età è il principale antistress, oltre ad essere il primo stimolo a cui un neonato risponde.

Il Tocco Funzionale

Sul posto di lavoro il contatto rimane uno dei mezzi di comunicazione più efficaci, ma è necessario attenersi ad alcune precise regole di galateo. Ad esempio, la stretta di mano è la più importante forma di comunicazione aptica che si riscontri sull'ambiente di lavoro, e può essere una chiara indicazione del tipo di rapporto tra le due persone. Tendenzialmente stringendo la mano si cerca di tramettere disponibilità e fiducia, ed è bene cercare di non apparire troppo sicuri di sé stessi.

Una pacca sulla schiena o sulla spalla esprimono elogio e incoraggiamento; è bene però ricordare che, quando parliamo di tocco, non tutti si sentono altrettanto a proprio agio quando vengono toccati; quello che a noi pare innocente può in realtà imbarazzare e mettere a disagio altri; per questo motivo, prima di utilizzare il tocco per comunicare non verbalmente, è bene leggere il linguaggio del corpo dell'altra persona e regolarsi di conseguenza.

Le regole cambiano sul posto di lavoro quando, ed esempio, il tocco avviene tra un superiore e un subordinato. Come regola di base è meglio evitare ma, se possibile, il tocco a parte di un superiore è più sbagliato. Per questo, se avete persone che lavorano per voi, chiedetevi se sia il caso di toccarle, anche nel modo più innocente. Sempre meglio un eccesso di prudenza.

Naturalmente è tocco funzionale anche quello del medico che esamina un paziente, o quello del massaggiatore professionista, ma per ovvi motivi non ci interessa esaminare questo tipo di casistiche.

Il Tocco Sociale

La maggior parte delle forme di comunicazione include una qualche sorta di contatto; anche in ambito sociale, la stretta di mano rimane il tipo di contatto più diffuso, però tenete sempre presente che questo non vale ovunque; in occidente stringere la mano a una persona che ci hanno presentato è del tutto normale, altrove è anche normale un bacio sulla guancia. Quello che è considerato normale tra individui di sesso maschile, potrebbe non esserlo tra donne o tra uomo e donna. Due uomini in confidenza spesso si toccano le braccia e le spalle, ma questo tra donne non accade, e ancor meno tra uomo e donna, salvo che tra i due ci sia qualcosa di più della semplice confidenza. Ancora: generalmente per un maschio è piacevole ricevere il tocco di una sconosciuta; il contrario non è quasi mai vero. State attenti perché in alcuni paesi le norme sono piuttosto rigide.

In qualunque paese siate, evitate di toccare inutilmente le persone, non è quasi mai gradito, soprattutto tra persone di sesso opposto. Toccare una sconosciuta in ascensore non è mai una buona idea.

Il Tocco Amichevole

Il contatto tra amici varia a seconda del contesto sociale e culturale, ma una volta di più dipende sempre dal sesso. Le amiche sono più propense ad abbracciarsi, baciarsi e tenersi la mano; tra maschi sono più frequenti le strette di mano e le pacche sulle spalle. Anche all'interno di una famiglia, i contatti tra donne sono più frequenti di quelli tra uomini e, comunque, i contatti tra familiari dello stesso sesso sono più frequenti rispetto a quelli tra familiari di sesso diverso.

Tra amici, le manifestazioni di affetto sono fondamentali quando si tratta di esprimere sostegno e incoraggiamento, anche se la nostra natura è schiva rispetto a queste cose; bisognerebbe vincere la ritrosia, uscire dalla nostra zona di comfort ed essere pronti a offrire un abbraccio ad un amico che sta attraversando un momento di difficoltà. Aiutare gli altri a stare meglio può far stare meglio anche noi.

Il Contatto Visivo

Il contatto visivo è essenziale per leggere lo stato d'animo di qualcuno, soprattutto se questo qualcuno cerca di mascherarlo tramite la comunicazione verbale. Una corretta interpretazione del linguaggio del corpo richiede una lettura complessiva di tutti i segnali che una persona trasmette.

Le pupille delle persone dicono molto: una dilatazione delle pupille indica forte interesse per la persona con cui si sta parlando o per l'oggetto che si sta guardando. Un cambio di argomento potrebbe far contrarre le pupille, e la cosa bella è che non abbiamo alcun controllo su questa cosa: se ci stiamo annoiando, le pupille sono contratte.

Il contatto visivo è essenziale quando si comunica con una persona. Quando parliamo di contatto visivo non intendiamo dire che bisogna fissare gli altri; un contatto visivo eccessivamente persistente intimidisce le persone e le fa sentire sotto esame, soprattutto nelle culture occidentali.

Alcuni studi hanno dimostrato che i bambini morsicati dai cani domestici spesso li stavano fissando; anche per un cane lo sguardo fisso è qualcosa che innervosisce e intimidisce. Se da un lato fissare le persone in modo eccessivamente intenso è sintomo di arroganza e sicurezza eccessiva, dall'altro evitare di guardare le persone negli occhi spesso indica la menzogna.

Lo Sguardo Sfuggente

Il contatto visivo evasivo è sintomo di disagio. Se evitiamo lo sguardo di una persona è perché non abbiamo piacere di parlare con lei. Oppure stiamo cercando di ingannarla. Sbattere le palpebre è normale, come anche distogliere lo sguardo per un attimo, ma se evitiamo costantemente di guardare qualcuno negli occhi beh, qualcosa non va. Come controprova, abbiamo visto che fissare le persone provoca in loro disagio state pur certi che se iniziate a fissare qualcuno questa persona inizierà a sentirsi intimidita e, di conseguenza, rivolgerà lo sguardo altrove .

Il Pianto

Gli esseri umani piangono quando sono in preda al dolore, oppure nel tentativo di impressionare qualcuno. Solitamente il pianto è associato a dolore o tristezza, ma può anche indicare grande gioia o comunque emozione incontrollabile. Le famose lacrime di coccodrillo sono lacrime false, forzate, prodotte ad arte per attirare la comprensione e la simpatia di altri. In ogni caso, se qualcuno piange nella stragrande maggioranza dei casi si tratta di una persona disperata.

Sbattere le Palpebre

Sbattere le palpebre è qualcosa di quasi totalmente istintivo. Detto questo, una variazione della frequenza con la quale sbattiamo le palpebre può rivelare le nostre emozioni e i nostri sentimenti. Normalmente sbattiamo le palpebre da sei a dieci volte al minuto; se la frequenza aumenta, in genere indica forte coinvolgimento o attrazione nei riguardi della persona con cui stiamo parlando, e addirittura può rivelare un tentativo di flirt. In questo caso non c'è differenza tra i sessi; a parità di condizione, uomini e donne sbattono le palpebre con la medesima frequenza.

Ammiccare

Ammiccare, strizzare l'occhio e simili, sono azioni che indicano flirt, intesa, complicità; dovrebbero essere riservate alle persone con le quali abbiamo un buon rapporto e un minimo di confidenza. In altri ambiti culturali le cose cambiano. Ad esempio, nei paesi asiatici la pratica di ammiccare non è vista di buon occhio.

GIOCHI MENTALI

Vediamo come spesso la psicologia oscura sia legata al concetto di gioco mentale. Probabilmente, quando si parla di giochi mentali, tutti noi siamo convinti di vivere questo tipo di situazione tutti i giorni, e anche di essere piuttosto bravi a non caderci. Quante volte ci siamo accorti che qualcuno stava usando tattiche mentali per spingerci a fare qualcosa o a cambiare idea e, naturalmente, non ci è riuscito. Bene. In realtà, un abile manipolatore riuscirà facilmente a conquistare la vostra simpatia e voi, vittime ignare, non vi accorgerete assolutamente di cosa stia succedendo.

Talvolta siamo soggetti a giochi mentali anche nelle situazioni più comuni. Chi afferma di avere una sorpresa per voi, chi vi prende in giro, sta giocando con la vostra mente, anche se in modo innocuo. Nel mondo della psicologia oscura le cose cambiano. Chi utilizza giochi mentali oscuri non ha mai intenzioni buone o amichevoli. Lasciamo pertanto fuori dalla trattazione scherzi e sorprese.

Quindi, una volta eliminati i giochi innocenti, cosa resta? Di cosa stiamo parlando qui? Cosa sono i giochi mentali? Il gioco mentale, in ambito oscuro, è qualsiasi schema mentale che il manipolatore utilizza a danno della propria vittima. Il gioco mentale va a colpire specificamente la forza di volontà o la sanità mentale del bersaglio.

In realtà, spesso la vittima non si rende conto di essere soggetta ad un gioco mentale, perché è una forma di manipolazione poco invasiva, potremmo dire quasi leggera. Spesso il manipolatore utilizza i giochi mentali per divertimento, per soddisfazione personale oppure, ed è il caso più insidioso, per mettere alla prova la disponibilità della vittima, per valutare quanto sia facile manipolarla, in modo da sapersi regolare per il futuro. In ogni caso, indipendentemente da quanto il gioco mentale si possa rivelare dannoso, il manipolatore non se ne preoccupa minimamente. La salute mentale della sua vittima è l'ultimo dei suoi pensieri.

Più che il danno effettivo del gioco mentale, in sé spesso trascurabile, il pericolo maggiore deriva dall'abilità del manipolatore di nascondere la propria natura. Quando non riusciamo ad accorgerci di essere soggetti a giochi mentali, di fatto stiamo aprendo la porta ad una possibile manipolazione futura.

Le Motivazioni dietro i Giochi Mentali

Abbiamo detto che, quando parliamo di giochi mentali, è la motivazione che fa la differenza. Se la motivazione è innocente, scherzosa, mettiamo da parte il tutto; fa parte dei normali rapporti tra persone. Quando invece ci sono dei secondi fini, quando è in pericolo chi subisce questi giochi, allora siamo di diritto entrati nel campo della psicologia oscura.

Uno dei motivi che spingono a utilizzare giochi mentali è tipicamente il voler spingere la vittima a comportarsi in un determinato modo, o a pensare in un determinato modo. Il manipolatore avveduto, probabilmente ha fatto i cuoi conti, e si è reso conto che forme di manipolazione più evidenti hanno scarse probabilità di successo, e allora ha preferito affidarsi a qualcosa di più sottile. Secondariamente, come abbiamo già detto, l'intento potrebbe essere esplorativo, o puramente ludico: il manipolatore si diverte anche così.

Al di là dell'ottenere qualcosa di immediato, il gioco mentale è una sorta di primo passo; le certezze della vittima subiscono un primo attacco, e il manipolatore inizia a guadagnare forza psicologica. Il tutto in maniera praticamente impercettibile; in effetti, la vittima ha l'illusione della completa autonomia, ma il manipolatore sta già guadagnando influenza .

Per quanto riguarda gli scopi meno concreti, è proprio vero, ad alcune persone piace molto giocare con la psiche altrui, il gioco mentale li appaga profondamente. Vedere le persone cadere in un tranello ben studiato è la massima delle soddisfazioni. Tipicamente sono i sociopatici a comportarsi in questo modo: essi non vedono le alte persone come entità dotate di sentimenti ed emozioni, ma come individui da utilizzare per il proprio tornaconto e per il proprio spasso.

A volte, infine, il gioco mentale non è qualcosa di cosciente; si tratta di un comportamento appreso, assunto involontariamente. È, ad esempio, il caso di chi è stato esposto a giochi mentali per tutta la vita, e proprio non sa come comportarti diversamente. Questo tipo di persone posso ispirare simpatia e compassione, ma questo non le rende meno pericolose; hanno sviluppato una grande abilità nella manipolazione e, conoscendoli da vicino, applicano i giochi mentali con particolare perizia.

Alcuni Tipici Trucchi

Abbiamo visto che l'intento, benefico o malefico, è ciò che distingue un innocente scherzo da un pericoloso gioco mentale. Vediamo ora, in dettaglio, un paio di esempi di gioco mentale, tra i più comuni. Naturalmente le stesse cose si possono dire o fare le stesse cose anche con intento innocente, ma non è il caso che interessa esaminare qui.

Ultimatum

Parliamo di ultimatum quando un manipolatore mette la sua vittima di fronte ad una scelta dolorosa. Volete un paio di esempi? Tipicamente l'ultimatum viene posto nella forma: "fai questo, oppure accadrà quello". Ad esempio:

- Se non perdi peso, uscirò con una persona più magra
- Se non smetti di fumare, me ne vado da casa tua

Un ultimatum nasce come una richiesta, ma in realtà si trasforma in una pretesa. Di fatto, nonostante l'ultimatum presenti una scelta, la scelta non esiste. Perdere peso o smettere di fumare sotto la minaccia di perdere la persona amata, non è di fatto una scelta. Inoltre, se si rimprovera al manipolatore di essere stato crudele e insensibile, ci si sentirà rispondere che si era stati avvertiti, e una scelta era stata data, vero meno che sia.

Per scendere in dettaglio maggiore: sono tre i fattori che determinano se l'ultimatum è un gioco di psicologia oscura. Primo: chi lo pone. Secondo, perché lo pone. Terzo, cosa chiede.

Chi è che pone l'ultimatum? La moglie preoccupata per la salute del marito, che le ha provate tutte, e per disperazione cerca di scuoterlo con una minaccia? Se l'ultimatum è posto per salvaguardare chi lo subisce, non possiamo parla di gioco mentale, non si ha alcuna intenzione di danneggiarlo o di togliergli cura e amore.

Come mai si pone l'ultimatum? È per portare un beneficio o, addirittura, per salvare da un potenziale pericolo? Ci sono ultimatum che vengono posti per proteggere una persona, per convincerla a ravvedersi.

Cosa chiede chi pone l'ultimatum? Se lo scopo è quello di aiutare qualcuno, di rendere migliore la sua vita, non possiamo parlare di gioco mentale. Viene chiesto di abbandonare una cattiva abitudine, pericolosa per la salute? Oppure ciò che viene chiesto torna utile al manipolatore, senza portare beneficio alla vittima o, addirittura, danneggiandola?

Minaccia di abbandono

Uno dei requisiti fondamentali per il successo di una relazione sentimentale è il senso di soddisfazione e sicurezza di entrambe le parti. Chi vive un matrimonio felice, o una storia felice, si sente a proprio agio e non è certo soggetto all'ansia che la propria relazione possa finire da un momento all'altro. Un abile manipolatore, basandosi su questo fatto, riesce a ottenere ciò che vuole giocando sul bisogno di stabilità. Mantenendo e coltivando un clima di negatività è precarietà, è possibile tenere sulla corda il proprio partner a lungo, manipolandolo e controllandolo senza che abbia la forza di reagire.

La minaccia di abbandono si può presentare sotto forma di promessa, di atteggiamento implicito, di allusione, ma non viene mai concretizzata. Non è questo il suo scopo. Il manipolatore non ha alcun interesse ad abbandonare il partner, per questo motivo si limiterà a minacciare di farlo, per tenerlo sulle spine e controllarlo. Potrebbe essere sufficiente accennare a piani futuri nei quali il partner non sia incluso, o magari pronunciare frasi che alludano ad un possibile abbandono futuro, più o meno velate. "Non intendo sopportare a lungo questa situazione" è un buon esempio di accenno velato; "Me ne vado così non dovrò più sopportarti" è sicuramente una minaccia più esplicita, ma questo non significa che il manipolatore abbia davvero intenzione di metterla in atto. Anzi. Spesso non ne ha la minima intenzione. Lo scopo ultimo della minaccia di abbandono è la manipolazione del partner, facendo leva sull'ansia e sul senso di colpa, di fatto rendendolo succube e togliendogli volontà e indipendenza.

CONTROLLO MENTALE INVISIBILE

Per poter parlare di omicidio, occorre un cadavere. Allo stesso modo, per poter parlare di manipolazione, dobbiamo individuarne la vittima. Risulta evidente l'importanza della capacità di individuare le vittime della manipolazione mentale oscura. Questo non solo permette di aiutare queste persone, ma permette anche a noi stessi di renderci conto se siamo soggetti a qualche forma di manipolazione, senza mai essercene resi conto. Vediamo come possiamo classificare le vittime di manipolazione in base ai sintomi. In particolare, esaminiamo:

- Vittime dell'indottrinamento
- Vittime del lavaggio del cervello
- Vittime dell'ipnosi
- Vittime della manipolazione psicologica
- Vittime del prospetticidio

Come Individuare le Vittime dell'Indottrinamento

Le vittime dell'indottrinamento hanno schemi comportamentali ben definiti. Vediamone alcuni tra i più tipici.

- Mancanza di consapevolezza. Le vittime dell'indottrinamento non hanno coscienza di sé stesse, nel senso che non riescono a immaginare fonti alternative di informazione che ne attivino l'introspezione. È come se, in qualche modo fossero vagamente consapevoli di essere manipolate, ma ci fosse in loro una forte inerzia, che resiste all'idea di risveglio. Provate a immaginare di stare sognando, e di desiderare di svegliarsi, alzarsi camminare, ma non lo possiamo fare perché le nostre braccia e gambe non riescono a muoversi. L'indottrinatore farà di tutto per allontanare qualsiasi sorgente di informazioni che possa in qualche modo aiutare la sua vittima a tornare in sé.

- Intolleranza alle domande critiche. Chi è indottrinato, non può proprio permettersi le domande critiche; in effetti, ha il terrore di dover accettare il fatto di essere tale, di doversi risvegliare e di affrontarne le conseguenze. Cambiare costa. Riconoscere i propri errori anche. Immaginate di camminare per cinquanta chilometri verso una certa destinazione, e di sentirvi dire che avete sbagliato strada. Di dover tornare indietro e ricominciare. È una situazione angosciosa, e saremo tentati di persistere nell'errore. Allo stesso modo, l'insofferenza all'indagine critica fa sì che la vittima di indottrinamento attribuisca alle proprie convinzioni il valore di verità assoluta, rifiutando di fatto il confronto con opinioni alternative.

- Insofferenza per il pensiero analitico. Le persone indottrinate sono, di fatto, mentalmente pigre. Una volta entrate nella zona di comfort, nella comodità delle verità assolute, non sono disposte a investire tempo ed energia per uscirne. E perché dovrebbero sforzarsi di abbandonare questa confortevole inerzia? Di conseguenza, ogni pensiero analitico diventa una minaccia. Per l'indottrinato è di gran lunga meno rischioso spendere le proprie energie mentali per combattere il ragionamento, piuttosto che per farsi domande la cui risposta li

costringerebbe a tornare a dover giustificare le proprie
convinzioni.

- Obbedienza cieca. Privo di pensiero analitico, insofferente alle
domande critiche, inconsapevole della propria personalità,
all'indottrinato non resta che obbedire a colui che gli fornisce i
mezzi per restare al sicuro all'interno della propria
mediocrità. Sono pochissimi gli individui soggetti a
indottrinamento che si arrischiano a mettere il naso al di fuori
del loro castello di assolute verità; il fatto che questa fortezza li
protegga delle insidie del libero pensiero fa sì che qualsiasi
critica, per quando costruttiva, sia vista come un tentativo di
demolirne le mura. Di conseguenza, ogni tentativo di dialogo
incontra resistenza; l'obbiettività è qualcosa di decisamente
malvisto. Al contrario, l'ulteriore indottrinamento è bene
accolto, in quanto gradito rinforzo alla propria sicurezza.

- Difesa feroce. Le persone indottrinate diventano aggressive
ogni qualvolta il sistema di indottrinamento sia criticato, e lo
difendono con ferocia. Che il sistema sia religioso, culturale,
politico, o addirittura professionale, guai a chi si avvicina.

- Gravi crisi emotive. Criticare o anche solo mettere in dubbio le
credenze di una persona indottrinata è sufficiente a scatenare
un panico irragionevole. Si sentono come le api che difendono
la regina, o come soldati durante l'attacco al quartier generale.

- Come Individuare le Vittime del Lavaggio del Cervello
- Il più delle volte, una persona prima di essere indottrinata
viene sottoposta al lavaggio del cervello. Peraltro, si può anche
verificare la situazione inversa: in questo senso, possiamo
affermare che indottrinamento e lavaggio del cervello sono
tecniche simbiotiche. Addirittura, possono coesistere ed essere
applicate contemporaneamente.

- Anche nel caso del lavaggio del cervello, ci sono tratti
caratteriali tipici. Vediamone alcuni.

- Lealtà e obbedienza indiscusse. Le persone a cui è stato fatto il
lavaggio del cervello sono estremamente leali e obbedienti nei
confronti dei loro manipolatori. Sono dei perfetti "yes men"

che si sentono in dovere di approvare qualsiasi affermazione ed eseguire qualsiasi istruzione ricevuta dai responsabili della loro situazione.

- Codipendenza. Le persone sottoposte a lavaggio del cervello manifestano altissimi livelli di codipendenza. Sono sempre in cerca dell'approvazione del loro manipolatore, senza il quale non sono assolutamente in grado risolvere problemi, fornire soluzioni, o anche solo farsi un'opinione. Non sanno pensare in modo indipendente; di fatto, nello stato in cui si trovano, la loro mente non è orientata al pensiero; mostrano una forma unica di pigrizia mentale, una sorta di paralisi del pensiero. Senza l'approvazione dei loro padroni, nessuna decisione può essere presa o anche solo immaginata.

- Assenza di vita sociale. Chi ha subito il lavaggio del cervello, spesso abbandona la propria vita personale, perde di fatto l'autonomia della propria vita. Per questo motivo capita che diversi seguaci di determinate sette abbandonino la propria casa e i propri familiari e amici per andare a vivere presso chi li manipola; non hanno più la capacità di vivere indipendentemente, senza qualcuno che dica costantemente loro cosa fare e cosa pensare. Occorre a questo punto fare una riflessione; il ritiro dalla vita personale non è esattamente innescato della manipolazione; di certo è promosso e agevolato, ma ha radici più profonde. Le persone più propense a cadere nella trappola del lavaggio del cervello hanno facilmente problemi mentali e psicologici pregressi; chi manca di autostima, di fiducia in sé stesso, chi non tiene alla propria immagine, chi si ritiene un fallito, sono tutte categorie di persone facilmente manipolabili tramite lavaggio del cervello. Il manipolatore deve solo limitarsi ad approfittarne.

- Fanatismo. Chi ha subito il lavaggio del cervello spesso è un fanatico. Lo zelo con cui seguono i propri manipolatori ha un che di religioso; tutte le loro energie sono focalizzate nella medesima direzione. Allo stesso tempo, il loro fanatismo li porta a combattere chiunque sfidi l'autorità di chi ha lavato loro il cervello. Non c'è interesse personale che tenga, sono pronti a difendere i propri manipolatori e i loro egoistici interessi, anche a costo della propria vita.

- Ossessione. Ossessione per il proprio manipolatore, che viene idealmente circondato da un muro protettivo, a difesa di chiunque cerchi anche solo di avvicinarsi. Sono come soldati a guardia del re, adoranti e gelosi.
- Auto isolamento. In una sorta di ritiro fisico permanente dalla propria vita, l'oggetto del lavaggio del cervello ha la tendenza a smettere di frequentare la propria famiglia e i propri amici. Perde interesse per le sue passioni, può addirittura arrivare a lasciare il lavoro. Queste persone si isolano fisicamente da chiunque non condivida le verità assolute professate dai loro manipolatori. È precisamente in questo modo che funzionano le celle terroristiche.
- Come Individuare le Vittime dell'Ipnosi
- Le vittime di ipnosi manifestano i sintomi più evidenti in assoluto, se paragonate a chi abbia subìto altre forme di manipolazione. Per questo motivo, è particolarmente facile individuarle. Vediamo alcuni segni inequivocabili.
- Sguardo fisso. La totale attenzione è la prima cosa di cui l'ipnotizzatore ha bisogno. Senza sguardo fisso non esiste ipnosi.
- Pupilla dilatata. Effetto collaterale del sintono precedente; fissare qualcosa a lungo provoca immancabilmente la dilatazione delle pupille.
- Palpebre sbattute in ritardo. Sbattere le palpebre è un riflesso istintivo. Tenere a lungo lo sguardo fisso altera la velocità di questo riflesso: di solito istantaneo, si può presentare in forma anormalmente ritardata.
- Movimento rapido degli occhi. Caratteristico della fase REM del sonno, durante la quale si sogna, questo sintomo indica uno stato ipnotico avanzato. Quando questo accade, la vittima ha ormai perso la consapevolezza e la percezione di ciò che la

circonda, e dipende ormai unicamente delle indicazioni
dell'ipnotizzatore.
- Altri sintomi meno eclatanti ma non per questo meno
frequenti sono il rilassamento dei muscoli facciali, il
rallentamento della respirazione, l'immobilità del corpo, la
riduzione dei riflessi e una innaturale predisposizione
all'obbedienza.

Come Individuare le Vittime della Manipolazione Psicologica

Le vittime di manipolazione psicologica presentano almeno uno tra i
seguenti sintomi, spesso più di uno.

- Appaiono storditi, a causa del sovraccarico di informazioni e
concetti di cui sono stati riempiti.
- Tendono ad assumere un atteggiamento sottomesso di fronte
a chi parla a voce alta o agli scoppi di ira.
- Incolpano sé stessi per la loro incapacità di mantenere
rapporti interpersonali stabili
- Nutrono perenni dubbi sulle proprie capacità di affrontare
qualsiasi situazione.
- Soffrono di sensi di colpa, spesso immotivati.
- Sono abituati ed eseguire gli ordini senza porsi domande.
- Sono indecisi, senza la guida del proprio manipolatore non
sanno che pesci pigliare.
- Si lasciano mettere da parte senza alcun problema.
- I loro amici più stretti hanno smesso di frequentarli perché li
trovano cambiati, e non in meglio.
- Anche se sono di natura socievole, hanno preso l'abitudine di
isolarsi.
- Come Individuare le Vittime di Prospetticidio
- Parliamo di prospetticidio quando una persona, a causa della
manipolazione, perde la propria prospettiva della realtà,

assumendo di fatto quella del manipolatore. Nella maggior parte dei casi, il manipolatore che si avvale di questa tecnica è un narcisista, che cerca di sfruttare la propria vittima per fini puramente egoistici. A causa della perdita della propria prospettiva, chi vi è soggetto finisce per vedere la realtà attraverso l'immagine mentale creata dal narcisista. Vediamo alcuni segnali che caratterizzano tipicamente la vittima di prospetticidio.

- Pensieri, sentimenti e opinioni vengono cancellati. Di fatto, tutto il modello di pensiero e comportamento della persona manipolata viene a essere cancellato o sostituito. Questa manipolazione può avere conseguenze fisiche, psichiche o emozionali. Il narcisista manipolatore potrebbe danneggiare la vittima nelle sue abitudini quotidiane, come il sonno, il lavoro, lo sport; la potrebbe ingannare portandola a dubitare di sé stessa. Di fatto, questa persona risponderà violentemente ai tentativi della sua vittima di manifestare pensieri e sentimenti indipendenti, di fatto assoggettandola e costringendola a sottomettersi.

- L'arma principale del controllo narcisistico è l'isolamento. Isolamento dagli amici, dalla famiglia, dalle persone care in generale. Per assicurarsi di avere il dominio completo della mente della propria vittima, il narcisista si assicura di allontanarla dalle persone che lo incoraggiano a pensare in modo libero. Una volta fatto questo, la vittima non ha altra fonte di convalida delle proprie percezioni se non il proprio stesso manipolatore. Colpita a morte dal dubbio e dall'insicurezza, la vittima abbandona infine la propria prospettiva.

- Perdita dell'autostima. Questo è dovuto alla perdita delle proprie convinzioni, dei propri sentimenti, delle proprie emozioni. Si diventa incapaci di essere sé stessi perché, effettivamente, un sé stesso non esiste più. Lontani dal proprio manipolatore, ci si sente inutili. Il narcisista può continuare nel suo condizionamento tramite ricatti emotivi,

critiche ingiustificati e violenze psicologiche; in breve la
fiducia nelle proprie capacità e nelle proprie idee si riduce a
zero. Ci si sente indegni, miserabili, e questo ci spinge ad una
ulteriore sottomissione al nostro manipolatore.

- Il narcisista manipolatore sottopone la sua vittima ad una
pratica di microgestione; in altre parole, manipola tutto.
Controlla quanto la vittima dorme, come dorme, quando si
alza, come si alza, quanto, come e dove lavora, quando mangia,
quando va in bagno, e infine quando torna a letto. La vittima
si sente indotta a chiedere il permesso di fare qualsiasi cosa;
può essere svegliata nel cuore della notte; se esce per fare
shopping, ogni acquisto deve essere approvato e autorizzato.
L'umore stesso della vittima viene convalidato e controllato
dal narcisista tramite commenti e consigli non richiesti. In
pratica, la libertà individuale diventa un lontano ricordo.

MESSAGGI SUBLIMINALI

Quando parliamo di psicologia subliminale, intendiamo riferirci alla pratica di influenzare gli altri senza farci scoprire. Ciò che è subliminale appartiene alla mente inconscia; in questo senso, il messaggio subliminale arriva direttamente alla parte inconsapevole della nostra mente, senza essere captato dal radar di quella cosciente. Pensate, ad esempio, a un debole odore nell'aria, e a come possa essere evocativo; la mente inconscia ha effettuato un collegamento con una situazione precedente, di fatto evocandola, senza che la mente cosciente abbia avuto bisogno di alcun ragionamento. Pensate ancora a qualcuno che si avvicina a voi con atteggiamento aggressivo; l'istinto di scansarvi è dettato da un messaggio ricevuto dal vostro inconscio. Che si tratti di un suono leggero, o di un movimento impercettibile, il messaggio subliminale può essere qualcosa di molto potente ed efficace, quando si tratta di influenzare qualcuno.

Il concetto di psicologia subliminale è completamente legato al passare inosservati; usarla su qualcuno significa influenzarne pensieri e sentimenti e spingerlo a comportarsi in un certo modo senza che questo qualcuno se ne renda conto. In realtà il subconscio è perfettamente consapevole del tentativo di influenza, ma la parte cosciente della mente ne è totalmente all'oscuro. Si tratta di una tecnica sofisticata, tramite la quale, valutando la situazione e riuscendo a interpretare la mente degli altri, siamo in grado di spingerli segretamente a comportarci come desideriamo; andando ad agire sulla mente inconscia, la psicologia subliminale riesce ad essere efficace su chiunque e in qualsiasi situazione, e la cosa più stupefacente è che la nostra vittima pensa di avere il totale controllo sulle proprie azioni, mentre in realtà il controllo ce l'abbiamo segretamente noi .

Emozioni

Le emozioni sono qualcosa di inconscio, una sorta di reazione cerebrale a ciò che accade intorno a noi; sono una risposta del cervello a una determinata situazione, che permette al nostro corpo di capire e di agire. I nostri sensi ricevono stimoli dal mondo esterno e li traducono in impulsi comprensibili per la nostra mente, la quale a sua volta genera le emozioni per spingerci ad agire in modo che sia per noi vantaggioso. In effetti, l'emozione è qualcosa di utile, perché fa sì che ci sentiamo stimolati a intraprendere una qualche azione che risulti benefica e profittevole.

Fin dai primordi della razza umana, quando la connessione con la natura selvaggia era molto più forte, le emozioni sono state il più efficace meccanismo di difesa, perché tramite esse l'istinto di sopravvivenza ci diceva come comportarci. Il nervosismo ci proteggeva da una minaccia incombente, la rabbia ci spingeva a reagire quando ci veniva portato via qualcosa o in nostro territorio veniva invaso. Oggi, le cose non sono diverse; la felicità è un'emozione piacevole che ci sprona a comportarci in modo da restare felici il più a lungo possibile, facendoci capire che abbiamo fatto la cosa giusta.

Le emozioni, oltre a essere un aiuto per la sopravvivenza, hanno anche una grossa influenza sul processo decisionale; comportarsi in modo emotivo significa rinunciare alle decisioni logiche, e affidarsi al proprio istinto di sopravvivenza. In questi momenti la razionalità non entra più in gioco, e si potrebbero anche assumere comportamenti che non sono socialmente ben visti. Ora, pensiamo un momento all'importanza della connessione tra emozione e comportamento; se l'emozione determina il comportamento, allora controllare le emozioni significa poter controllare il comportamento. È sufficiente conoscere gli stimoli esterni ai quali un individuo risponde con determinate emozioni.

In base a quanto detto, per riuscire a controllare le azioni di qualcuno è sufficiente essere in grado di modificare l'ambiente che lo circonda. Trattare una persona in un modo specifico scatenerà un'emozione altrettanto specifica. Se le emozioni sono scatenate da stimoli esterni, allora sarà sufficiente modificare la situazione in modo da suscitare l'emozione che corrisponde al comportamento che vogliamo provocare.

Le emozioni più significative e basilari sono le seguenti:

- Rabbia: quando qualcuno viola i nostri confini o comunque sentiamo di dover proteggere noi o ciò che ci appartiene
- Disprezzo: quando ci si sente profondamente in disaccordo o si prova una forte antipatia per qualcuno o per un suo comportamento
- Disgusto: quando percepiamo che qualcosa è dannoso o nocivo per la nostra salute o il nostro benessere
- Ansia o paura: quando la propria salute o addirittura la nostra vita sono minacciate
- Gioia: quando le cose vanno bene e sappiamo di aver fatto le scelte giuste
- Sorpresa: ogni volta che accade qualcosa di inaspettato o qualcosa che non credevamo potesse accadere.

Esigenze

Gli esseri viventi, per sopravvivere, hanno bisogno di una serie di cose. Siamo creature complicate, e se vogliamo rimanere in vita dobbiamo garantire la soddisfazione di alcune esigenze fondamentali. Al livello più elementare, gli esseri umani hanno bisogno di ossigeno, cibo, acqua, calore e riposo; a questi bisogni fondamentale è giusto inoltre aggiungere il sesso. Per tutta la vita, gli esseri umani sono alla ricerca di queste sei cose. Se uno o più di questi bisogni non vengono soddisfatti, o comunque non nel modo corretto, le persone diventano inquiete e disperate; inizieranno a fare di tutto per procurarsi ciò di cui sentono il bisogno, e saranno disposte a comportarsi in modo non necessariamente corretto.

Tenere a mente i bisogni fondamentali delle persone è molto importante, se si desidera acquisirne il controllo; le persone che non stanno riuscendo a soddisfarli in modo adeguato non hanno la stessa capacità di concentrazione di quelle che invece, avendoli soddisfatti, hanno la capacità di pensare in modo razionale e di fare scelte oculate e sono in grado di analizzare cosa li circonda senza dover fare i conti con l'istinto di sopravvivenza. Senza bisogni fondamentali da soddisfare, senza la distrazione degli impulsi istintivi, riescono ad adottare una modalità critica di pensiero.

Prendiamo in esame i sei bisogni fondamentali elencati: ognuno di essi ci può distrarre e ridurre la nostra efficienza. Ad esempio, se abbiamo fame e siamo costretti a continuare a digiunare, il nostro fisico si indebolirà e perderemo la capacità di concentrarci razionalmente e pensare in modo lucido. Se respiriamo male saremo istantaneamente presi dal panico. Se siamo troppo assetati, il bisogno di bere cancellerà qualsiasi altro pensiero dalla nostra mente. Se abbiamo freddo, saremo disposti a tutto pur di riscaldarci. I bisogni sono progettati esattamente per questo: distoglierci da pensieri meno urgenti e focalizzarci totalmente sulla loro soddisfazione. Soddisfare i bisogni fondamentali è essenziale per sopravvivere, e sopravvivere è essenziale a trasmettere il proprio materiale genetico, e l'istinto a farlo è la principale forza trainante della natura nel suo complesso.

Quando si intende influenzare qualcuno, conoscere il grado di soddisfazione dei bisogni fondamentali può essere molto utile. Mostrare ad una persona assetata lo spot di una particolare marca di bevande può spingerlo a comperarle. Così come una persona affamata alla quale raccontiamo come siano buoni i popcorn, facilmente sentirà il desiderio di procurarseli.

Simpatie

Il concetto di simpatia è molto semplice da spiegare. Ma cosa rendo qualcuno o qualcosa simpatico? Questo è già meno semplice.

Per quanto riguarda le persone, abbiamo tutti la tendenza a frequentare qualcuno piuttosto che qualcun altro; se una persona ci è simpatica, siamo molto più ricettivi alla persuasione e all'influenza da parte di questa persona. In sostanza, se aspiriamo ad avere influenza su una persona, dobbiamo innanzitutto esserle simpatici. Una volta ottenuta la loro simpatia, le persone saranno più propense a seguirci; i nostri messaggi subliminali saranno più semplici da recepire e avremo maggiore probabilità di ottenere ciò che desideriamo. Vediamo alcune strategie da applicare per attirare la simpatia delle persone.

- Siate accessibili. Se riuscite in qualche modo a rendervi simpatici, le persone vi apprezzeranno maggiormente e, di conseguenza, avranno una maggiore tendenza a fare qualcosa per rendervi felice. Potete facilitarvi il compito parlando un po' di più di voi e della vostra vita, o comunque comportandovi in modo che l'altra persona vi veda come una persona alla mano, accessibile.
- Fate complimenti. Facendo complimenti a qualcuno, lo stiamo essenzialmente adescando. Lo mettiamo di buon umore e potremo successivamente sfruttare questo fatto per convincerlo a fare ciò che vogliamo. Attenzione però, i complimenti per funzionare devono essere sensati. Se volte usarli, cercare di dire qualcosa che pensate veramente.
- Siate collaborativi. Quando si fa sapere a qualcuno che si ha un obbiettivo comune, che si sta lavorando per la stessa causa,

questo qualcuno sarà propenso a credere che i vostri
suggerimenti siano sinceri e a concedervi molta più influenza.

Per quanto riguarda invece il rendere graditi gli oggetti alle persone, il discorso è simile e possiamo applicare gli stessi suggerimenti, con qualche piccola differenza. Al posto che rendere accessibili voi stessi, vorrete rendere l'oggetto accessibile e comprensibile all'audience. Per quanto riguarda i complimenti, un oggetto piacevole, che vi rende felici, come un piatto che vi ha portato gioia o una camicia che vi sta particolarmente bene, è proprio come un complimento che vi state facendo, perché usare questo oggetto vi fa sentire bene allo stesso modo. Infine, se un oggetto risulta benefico e vi rende la vita più facile, in una parola se vi risulta utile, esattamente come vi risulterebbe utile una persona che collabora con voi.

Le persone sono molto più recettive rispetto alla psicologia sublimi-nale se il messaggio che si cerca di passargli risulta gradito. Il processo sarà più semplice ed efficace se il risultato finale è qualcosa che la persona ama o desidera. Per questo motivo, prima di cercare di utiliz-zare la psicologia subliminale occorre rendere gradito alle persone ciò che desideriamo che facciamo.

IPNOSI E COME UTILIZZARLA

Esistono molte forme di ipnosi e le loro applicazioni variano notevolmente. Capire come funziona l'ipnosi, da dove viene, come applicarla, ad esempio, alla programmazione neuro-linguistica, risulta utile come forma di difesa da coloro che utilizzano la psicologia oscura per cercare di manipolarci per il loro tornaconto.

Quando pensiamo all'ipnosi, la prima cosa che ci viene in mente sono quegli esperimenti eseguiti sul palco per il divertimento degli spettatori. Salite sul palco, vi sedete su una sedia, l'ipnotizzatore vi convince di essere un qualche animale o sciocchezze del genere, e vi fa recitare per lo spasso di chi assiste. Anche se, ciarlatani a parte, questa è sicuramente una forma di ipnosi, l'ipnosi clinica è qualcosa di completamente differente.

Molte persone non amano il concetto di ipnosi clinica, perché hanno visto troppi film e si basano su quelli; in realtà l'ipnosi risulta benefica per molti pazienti e riesce a risolvere molti loro problemi. Il fatto è che la maggior parte delle persone non ha proprio idea di cosa l'ipnosi sia.

Una persona sotto effetto di ipnosi è più incline ad accettare i suggerimenti altrui. Si tratta di uno stato mentale di estrema concentrazione e grande rilassamento. È proprio il rilassamento che rende la mente più recettiva ai suggerimenti esterni; d'altra parte, raggiungere questo stato di rilassamento profondo non è affatto semplice, e la trance ipnotica può essere di grande aiuto.

L'ipnosi da palcoscenico e quella vita nei film ci hanno fatto credere che una volta ipnotizzata una persona, le si possa far fare tutto ciò che desideriamo; naturalmente le cose non stanno così. Certo, la mente di una persona ipnotizzata è più aperta ai suggerimenti ma è molto improbabile che la si possa spingere a fare qualcosa che non sia già in partenza nei suoi desideri. Se non volete comportarvi come un pazzo, non sarà certo un ipnotista a potervi obbligare a farlo.

Un'altra cosa da tenere presente è che non tutte le persone possono essere ipnotizzate. È requisito fondamentale del processo che la persona accetti di essere ipnotizzata e che desideri il cambiamento che l'ipnotista si prefigge di ottenere. Per alcune persone questo è semplicemente impossibile, e non riusciranno mai a raggiungere quel caratteristico stato di rilassamento che permette di amplificare la ricettività agli ordini e ai consigli. È naturale che chi accetta di sottoporsi a ipnosi nutra una grande fiducia nell'ipnotista, a che non nutra alcun dubbio sui suoi intenti. Per questo motivo chi si sottopone a ipnosi generalmente lo fa nello studio di un professionista specializzato.

I risultati dell'ipnosi possono essere molto contrastanti. Alcune persone ne hanno tratto grande giovamento, soprattutto nell'ambito della perdita delle cattive abitudini. In effetti l'ipnosi si è rivelata efficace per aiutare molte persone a smettere di fumare, a perder peso, a vincere l'insonnia. Altre persone grazie all'ipnosi hanno recuperato ricordi che avevano perso. Solitamente una singola seduta non è sufficiente a raggiungere il risultato desiderato; saranno necessarie più applicazioni per rafforzare i suggerimenti dati dall'ipnotista.

Alcune persone grazie all'ipnosi hanno superato le proprie crisi di ansia, altre sono riuscite a ridurre la percezione del dolore fisico, e queste sono solo alcune delle possibili applicazioni. Anche nel caso del trattamento degli affetti collaterali della demenza, l'ipnosi si è rivelata un valido alleato: favorire il recupero dei ricordi è di grande aiuto a chi sta cominciando a perderli.

Probabilmente molti di voi si chiedono come funzioni realmente l'ipnosi, e in effetti Hollywood ha fatto un eccellente lavoro nel confondere le idee. Probabilmente immaginate un individuo dall'aspetto losco che estrae un orologio da taschino e lo fa oscillare; beh, non è così che funziona l'ipnosi. Lavorare con uno specialista non significa venire ipnotizzati, bensì significa venire aiutati e guidati nel percorso verso lo stato ipnotico. Siamo noi il mezzo che scatena l'ipnosi; gli specialisti ci aiutano ad imparare la tecnica per raggiungere la concentrazione e il rilassamento necessari per accogliere con profitto e fare nostri i buoni suggerimenti che ci possono aiutare.

L'ipnosi si può praticare anche a casa propria. È possibile raggiungere la trance ipnotica semplicemente sdraiandosi sul letto in una stanza in penombra e concentrandosi sul proprio respiro. Una volta raggiunto questo stato, non avrete perso il controllo di voi stessi e sarete in grado di ripetere, come una sorta di mantra, i suggerimenti che vi possono aiutare a raggiungere i vostri obbiettivi. Se state cercando di perdere peso, l'ipnosi può aiutarvi a resistere a quella fetta di torta; se state smettendo di fumare, potreste trovare più facile resistere al desiderio di accendere quella sigaretta. Lavorare con un terapista esperto può essere fondamentale, perché può aiutare a imparare tecniche che poi saremo in grado di mettere in pratica autonomamente ogni qual volta ne abbiamo bisogno.

È opinione diffusa che la trance ipnotica sia accompagnata da sonnolenza o intontimento; in realtà non è assolutamente così. Lo stato di trance è caratterizzato, al contrario, da elevata concentrazione e da aumentata consapevolezza, che è proprio ciò che permette di essere maggiormente recettivi ai suggerimenti esterni. Troverete che questo è particolarmente vero se parteciperete a più sedute di ipnosi, durante le quali vi verranno dati i medesimi suggerimenti; è un tipo di terapia che può dare e ha dato, in alcuni casi, risultati eclatanti.

L'ipnosi non funziona allo stesso modo su tutte le persone; a seconda della forza d'animo e del carattere, può risultare più o meno efficace su una persona rispetto che su un'altra. Ad alcuni sembra di vivere un'esperienza extracorporea. Alcuni pazienti riescono a sostenere una conversazione durante la trance ipnotica, altri a malapena borbottano qualcosa. Siamo tutti diversi, non ci sono due cervelli uguali, e questo rende l'ipnosi diversa e diversamente efficace per ciascuno. Un altro aspetto determinante è l'intento del paziente; se è favorevole alla terapia, se desidera fortemente essere aiutato, è molto più probabile che riesca a ottenere grandi benefici. Al contrario, un paziente scettico e demotivato potrebbe non trarne giovamento alcuno.

In molti so chiedono se i concetti di ipnosi e di programmazione neuro-linguistica siano sovrapponibili; la risposta è: no, non è così, sono cose diverse. All'interno della PNL è previsto l'uso dell'ipnosi, ma è solo una delle tecniche previste; la PNL è un concetto molto più ampio e merita una trattazione a parte.

Un aspetto fondamentale dell'ipnosi è il concetto di suggestione. La suggestione aiuta le persone a cambiare le proprie abitudini o i propri schemi mentali tramite la ripetuta sottomissione di informazioni che vengono recepite dal cervello tramite l'apertura di una sorta di "porta di servizio", causata dallo stato di trance. La PNL induce, sì, lo stato di trance, ma non fa uso di suggerimenti. Al contrario, utilizzerà immagini e pensieri che sono proprio quelli che causano problemi al paziente, alterandoli in modo che quando, successivamente, nella vita reale, queste situazioni si ripresentano, il paziente non provi più sensazioni negative. In effetti ipnosi e PNL differiscono sostanzialmente in questo; entrambe aiutano a risolvere situazioni negative, ma lo fanno fornendo al cervello del paziente stimoli sostanzialmente differenti.

Un altro aspetto legato alla PNL che passa attraverso l'ipnosi è la tecnica chiamata ancoraggio. L'ancoraggio consiste nell'indurre la trance ipnotica e riportare alla mente del paziente un ricordo felice, che lo renda sicuro, orgoglioso, ottimista. A questo punto il terapeuta chiede al paziente di compiere un gesto, sempre lo stesso, come ed esempio mettere i capelli dietro le orecchie. Quando nella quotidianità il paziente avrà bisogno di ritrovare la serenità, il semplice gesto di mettere i capelli dietro le orecchie sarà sufficiente a evocare sensazioni piacevoli e rilassanti. L'ancoraggio è una tecnica potente, che ha molte diverse applicazion i

Milton Erickson

Quando, come abbiamo visto, Richard Bandler e John Grinder, fondatori della programmazione neuro-linguistica, hanno studiato gli scritti e le teorie di illustri psicologi del passato, sono stati fortemente influenzati dalle dottrine di Milton Erickson, che non è caso è stato definito come il padre dell'ipnosi. Le opere di Erickson hanno ispirato numerose correnti di pensiero e hanno, senza alcun dubbio, aiutato moltissime persone.

Erickson, originario del Nevada, trasferito con la famiglia nel Wisconsin, ha sofferto fin da giovanissimo di molti gravi disturbi di origine neurologica tra cui dislessia, daltonismo, sordità. Ha sofferto inoltre di allergie e di è ammalato due volte di poliomielite, rischiando seriamente di morire. Nonostante questo, Erickson ha sempre cercato di guarire sé stesso, superando i propri problemi fisici e arrivando a diventare un valido escursionista, anche se con l'aiuto di bastoni per camminare. Questo sforzo perenne di capire e risolvere i propri disturbi neurologici gli ha permetto di mettere a punto le idee che lo hanno reso famoso, portandolo a diventare professore universitario e a essere riconosciuto come una delle massime autorità nei campi della psicoanalisi e della ipnoterapia.

Erickson per primo utilizzò l'ipnosi in senso moderno, per curare disturbi non necessariamente legati a problemi psichici o neurologici. Riuscendo a indurre uno stato di leggera trance, Erickson era in grado di comunicare direttamente con l'inconscio del paziente, aggirando le barriere psicologiche e la resistenza al cambiamento opposta dalla mente cosciente. Suggerendo le opportune modifiche alla mente inconscia del paziente in stato di trance, Erickson affermava di poter modificare la realtà autocostruita e, di conseguenza, l'effetto delle percezioni esterne sulla psiche del pazienta. Lavorando su queste idee, Bandler e Grinder arrivarono al concetto di modellamento, che come abbiamo visto è uno dei pilastri della PNL.

IL LAVAGGIO DEL CERVELLO

Prima di approfondire il significato di questo concetto, vediamo rapidamente quando si è iniziato a parlarne e come sia poi diventata una teoria universalmente diffusa e abbracciata.

Il primo a utilizzare il termine "lavaggio del cervello" è stato uno psicologo degli anni '50, il dottor Robert Jay Lifton, pioniere degli studi sugli effetti dei crimini di guerra sulle vittime e fondatore della branca della psicologia in seguito chiamata Psicostoria. Lifton ha condotto studi su soldati americani recuperati dei campi di prigionia durante la Guerra di Corea. Una volta raccolti i dati ed esaminate le varie implicazioni, sì è reso conto che i prigionieri avevano subito un processo di condizionamento a più fasi che, partendo da un attacco alla personalità del soggetto, si concludeva con un mutamento delle sue opinioni e convinzioni. Traducendo letteralmente dal cinese, questo processo è definito "riforma del pensiero", piuttosto che lavaggio del cervello.

I passi del processo di condizionamento esposto da Lifton sono sostanzialmente i seguenti, e possono venire applicati contemporaneamente o uno alla volta:

- Controllo totale e manipolazione delle informazioni che giungono al soggetto
- Controllo delle emozioni provate dal soggetto, che si vogliono far apparire spontanee ma in realtà sono attentamente pianificate
- Esortazione a conformarsi all'ambiente della prigionia, presentato come puro, in contrasto a quanto accade al di fuori.
- La confessione delle proprie colpe di fronte ai compagni di prigionia
- Diffusione delle ideologie ufficiali, da considerarsi sacre e da non mettersi mai in dubbio
- Utilizzo di un gergo interno al gruppo, incomprensibile per chi non ne faccia parte
- Rinnegazione delle esperienze personali non in sintonia con l'ideologia ufficiale del gruppo
- Diritto di vita o di morte del gruppo sui singoli membri e diritto di controllarne la vita con ogni mezzo.

Essenziale per applicare con successo ogni singolo passo, era l'isolamento del prigioniero durante ogni fase di condizionamento, per impedirgli alcun confronto sociale. Inoltre, per rendere il tutto più efficace, venivano applicate tecniche di indebolimento come la privazione del sonno e la malnutrizione, il tutto accompagnato da continue minacce fisiche per rendere difficoltoso al soggetto l'atto di formulare pensieri critici o indipendenti. Durante questo processo di condizionamento, la psiche dei prigionieri attraversava tre fasi: una distruzione della personalità originaria, la ricostruzione di una personalità alternativa e infine la speranza di una possibilità di redenzione.

Cosa si Intende per Lavaggio del Cervello

Bene, abbiamo visto come è nata l'espressione lavaggio del cervello, ma in estrema sostanza, di che si tratta? Possiamo genericamente definire tale un insieme di tecniche tramite le quali una o più persone tenta subdolamente di controllare la volontà del soggetto e di modificarne le convinzioni.

Come abbiamo già detto in precedenza, anche qui occorre distinguere tra lavaggio del cervello e onesta persuasione, e non è detto che il confine sia sempre così netto; molti uomini politici da questo punto di vista si muovono in una zona grigia.

Ad esempio, una tattica molto utilizzata è la seguente: si comincia a porre alcune domande alle quali sappiamo che l'interlocutore, nella sua mente, risponderà in modo affermativo, così da portarlo dalla nostra parte. A questo punto si fanno delle affermazioni, oneste o meno, che l'interlocutore sarà maggiormente propenso ad accettare; infine, gli suggeriremo apertamente cosa fare, spingendolo a comportarsi come vogliamo. Vediamo un esempio pratico. Prima fase: "Siete stanchi di pagare bollette sempre più alte? Siete preoccupati delle tasse che aumentano sempre di più? Vorreste che la tematica dell'immigrazione venisse gestita in modo più efficace?". Seconda fase: "Studi recenti dimostrano che il paese sta per entrare nella crisi peggiore dal dopoguerra, e i prezzi non potranno che continuare a salire". Terza e ultima fase: "Se volete veramente che il Paese cambi in meglio, votate per noi". Persuasione o lavaggio del cervello? Lascio a voi il giudizio, di certo molte persone giustificano questo modo di procedere e lo ritengono parte della normale retorica, senza attribuirgli particolare malizia o, per restare in tema, oscurità.

Vediamo invece alcune tecniche decisamente manipolatorie dalle quali è bene guardarsi.

Isolamento

Quando si intende sottoporre qualcuno a lavaggio del cervello, una delle prime cose da farsi è isolare la vittima dalla sua famiglia, dai suoi amici, dai suoi cari. In questo modo il manipolatore diventa l'unico riferimento, e la vittima non avrà alcuna possibilità di confrontarsi con persone oneste e disinteressate per cercare di capire cosa stia succedendo.

Attacco all'Autostima

Ora che il manipolatore è riuscito nell'intento di isolare la vittima, deve spezzarne le convinzioni e la personalità. Si tratta di un passo essenziale per poter successivamente rimodellarne la volontà, perché in effetti il lavaggio del cervello funziona solo se le vittima si sente inferiore al manipolatore. Come di induce questo complesso di inferiorità? Tramite l'utilizzo dell'intimazione, della derisione, dello scherno.

Abuso Mentale

L'abuso mentale è un passaggio essenziale nel processo di lavaggio del cervello. Si basa in gran parte sulla continua somministrazione di menzogne da parte del manipolatore che invece, quando si trova in pubblico, non esita a rivelare i punti deboli della vittima mettendola in imbarazzo. Un'altra tecnica molto diffusa è quella di invadere lo spazio della vittima, di fatto non lasciandole un attimo di riflessione personale.

Abuso Fisico

Storicamente, e ne abbiamo visto un esempio parlando di R. J. Lifton, si sono utilizzate tecniche di abuso fisico per indebolire la volontà dei soggetti e frantumarne le certezze. Privare la vittima del sonno, affamarla, lasciarla al freddo, o addirittura minacciarla fisicamente con un comportamento violento, sono tutti metodi di grande efficacia, ma di certo non sono utilizzabili in un contesto sociale civile. Ci sono metodi più sottili e altrettanto efficaci. Produrre rumori fastidiosi, accendere e spegnere continuamente la luce, abbassare la temperatura della stanza, sono metodi meno cinematografici ma non per questo meno efficaci.

Musica Ripetitiva

Secondo alcuni studi, suonare continuamente lo stesso brano musicale, soprattutto con battiti al minuto compresi tra 45 e 72, può indurre uno stato di trance ipnotica. Questo accade perché musica con queste caratteristiche va in una certa misura ad amplificare la percezione del battito cardiaco. Questo tipo di condizionamento può portare le persone nel cosiddetto stato alfa, che ad esempio riscontriamo subito prima di addormentarci, nel quale pare che le persone siano venticinque volte maggiormente suggestionabili rispetto alla normale veglia, denominata stato beta .

Frequentare Persone Condizionate

Quando si sottopone un soggetto a lavaggio del cervello, risulta molto profittevole permettergli di frequentare esclusivamente persone a loro volta condizionate. Tutti noi vorremmo essere accettati e apprezzati. Questa esigenza è notevolmente amplificata quando entriamo in un gruppo di persone sconosciute. Entrare a far parte di una cerchia di individui soggetti a condizionamento farà sì che ci sentiamo incoraggiati e condividerne le convinzioni, per essere benvisti e sentirsi parte attiva .

Noi Contro di Loro

Anche qui si tratta di riuscire a sentirsi accettati da un gruppo, ma in contrapposizione ad un immaginario gruppo di persone, denominato "loro", presentato come esempio negativo dal quale prendere le distanze. "Noi" siamo i buoni; "loro" sono i cattivi. Da che parte volete stare? Niente di meglio per costruire lealtà e obbedienza incondizionate.

Love Bombing

Oppure bombardamento d'amore, in italiano. Consiste nell'attrarre la persona all'interno di un gruppo di controllo tramite l'affetto, il contatto fisico e la condivisione di pensieri intimi. La vittima viene di fatto legata agli altri membri del gruppo tramite un legame emotivo, costruito con una ossessiva e incessante somministrazione di amore, da cui il nome.

Tutti questi metodi possono portare una persona allo stato di lavaggio del cervello, e non è affatto detto che sia elementare riuscire a tornare alla normalità. La manipolazione porta un irrigidimento nei percorsi neurali di questi soggetti che, di fatto, fanno molta fatica a razionalizzare, e rendersi conto di essere stati soggetti di manipolazione e, conseguentemente, a trovare la forza per intraprendere il percorso inverso.

Come Difendersi

Neanche a dirlo, il modo migliore per evitare si essere sottoposti a lavaggio del cervello è evitare i manipolatori. Purtroppo, questo non è sempre possibile, per cui è bene conoscere qualche tecnica di difesa.

Prendiamo come esempio la pubblicità. La pubblicità ormai fa parte della nostra vita quotidiana, è praticamente impossibile evitarla. Anche la TV a pagamento bene o male ci sottopone a bombardamento pubblicitario, lo fa solo in modo meno smaccato. Possiamo cercare di evitare gli spot pubblicitari, certo, ma la cosa migliore è mantenere un approccio critico e, prima di farci convincere, assumere tutte le informazioni necessarie per poter effettuare una valutazione oggettiva. Questo vale per qualsiasi forma di manipolazione, e soprattutto per quelle più pericolose .

Cerchiamo sempre di identificare i messaggi manipolatori che ci arrivano, da chiunque ci arrivino; che ci appaia immediatamente manipolatore o no, proviamo a ipotizzare una affermazione che dica esattamente il contrario. Poi ipotizziamone una neutrale, che si ponga a metà tra le due. Valutiamo le varie casistiche. In base alle nostre informazioni e al nostro buon senso, quale sembra essere la versione più veritiera?

Infine, cerchiamo sempre di prendere informazioni da più di una fonte, e valutiamo lo stato d'animo che ci pervade nel credere a una piuttosto che ad un'altra. In effetti, il lavaggio del cervello richiede l'isolamento del soggetto; ascoltare solo una campana, chiudendosi a tutte le altre, è il primo passo verso la manipolazione, perché avremo perso la capacità di ragionare in modo critico. Nonostante possa essere più faticoso, il modo migliore per subire condizionamenti è circondarsi di fonti alternative e prenderle in esame con atteggiamento distaccato e obbiettivo, anche se questo può significare uscire dalla nostra zona di comfort.

MANIPOLAZIONE E SEDUZIONE OSCURA

Molto spesso la manipolazione non causa alcun danno effettivo al soggetto, e non lo mette in pericolo; tuttavia, lo scopo della manipolazione è l'inganno, dal momento che si prefigge di modificare l'atteggiamento e le opinioni del soggetto riguardo a un particolare argomento o a una particolare situazione; per questo motivo è bene saperla gestire per proteggere sé stessi e i propri cari.

L'accesso ad una cerchia ristretta, quando questo permette di interagire e rapportarsi con realtà nuove e stimolanti, o addirittura con nuove culture, è qualcosa che viene ritenuto molto positivo. Questo è vero finché vengono rispettati il privilegio e il diritto di un individuo di decidere della propria vita e delle proprie convinzioni, senza essere minacciato o intimidito.

D'altra parte, scendere a patti con persone che ingannano le persone e ne manipolano la volontà per riuscire a migliorare la propria condizione sociale è qualcosa di pericoloso, che può causare gravi danni a chi viene manipolato, rendendolo una persona debole e priva di libertà. Questo è particolarmente vero nelle relazioni sentimentali.

Quando la vittima di seduzione capisce il gioco del seduttore, e smette di fatto di concedergli ciò che lui desidera, il seduttore semplicemente interrompe la relazione, abbandona la vittima e inizia a cercarne una nuova. Chi utilizza la psicologia oscura per sedurre, non ha assolutamente a cuore le persone che cerca di sedurre; vede queste persone semplicemente come uno strumento, come un mezzo per raggiungere piacere o altri vantaggi. Non appena lo strumento smette di funzionare, il seduttore si mette alla ricerca di qualcun altro che possa fare al caso suo.

I seduttori oscuri possono muoversi rapidamente da una relazione all'altra, ma può anche capitare che rimangano a lungo all'interno della stessa relazione. Dipende dalla situazione, e soprattutto dipende da quanto a lungo il seduttore sia in grado di mantenere il controllo sulla propria vittima. Ci sono persone che si rendono conto immediatamente di essere manipolate; altre lo capiscono dopo molto tempo, e a questo punto è troppo tardi, perché più a lungo si viene manipolati, più a lungo diventa difficile liberarsi del manipolatore.

Il fatto che un seduttore abbia relazioni lunghe non significa affatto che, col tempo, abbia imparato ad amare la propria vittima; significa semplicemente che si è perfettamente adattato alla situazione, e ha tutte le intenzioni di continuare a manipolare la persona che gli sta accanto per tutto il tempo che gli sarà possibile.

È bene essere consapevoli della seduzione oscura; ci sono persone che prendono spunto da alcune di queste tecniche semplicemente per vincere la propria insicurezza, per superare la paura del rifiuto e per riuscire ad avere maggior successo con l'altro sesso; non è di queste persone che ci dobbiamo preoccupare. Ci sono però altri che non si fanno alcuno scrupolo nel manipolare gli altri per ottenere ciò che vogliono, e in genere non si fermano fino a quando non lo ottengono, senza preoccuparsi di fare del male alla persona che hanno vicino.

Incappare in una relazione di questo tipo può essere devastante, perché se non ci accorgiamo immediatamente delle intenzioni del manipolatore potremmo trovarci in una condizione dalla quale non riusciamo più a uscire. Questo non significa che siamo stupidi o deboli, potremmo avere avuto la sfortuna di incontrare un manipolatore particolarmente abile, e chi padroneggia la seduzione oscura riesce sempre a capire chi ha di fronte e ad adottare, di conseguenza, la tattica più efficace. Ad esempio, chi è appena uscito da una lunga relazione è particolarmente vulnerabile perché ha paura di restare solo; il seduttore oscuro riesce a percepire questa debolezza e a sfruttarla a suo vantaggio, assumendo un atteggiamento da persona affidabile e disponibile.

In effetti, ciò che rende la seduzione oscura particolarmente insidiosa, è proprio l'abilità del seduttore nell'apparire alla propria vittima come una sorta di anima gemella, nello sfruttare il proprio fascino per riuscire a diventare, almeno temporaneamente, l'incarnazione di tutto ciò che la vittima stava cercando e mai aveva trovato prima. Questo finché la vittima è di utilità, finché continua a soddisfare i bisogni del seduttore.

Quando veniamo abbandonati da un manipolatore, ci sentiamo feriti, con il cuore a pezzi. Ci siamo fidati troppo, ci siamo aperti totalmente perché il manipolatore è stato bravo a sfruttare le nostre debolezze, fingendo di darci tutto ciò di cui avevamo bisogno. Il contraccolpo è devastante, perdiamo tutta la nostra autostima, possiamo attraversare momenti di ansia e depressioni e, in alcuni casi, avere in futuro difficoltà a fidarci delle persone.

Proprio per i concreto rischio di subire queste conseguenze così negativo, è importante essere in grado di cogliere i primi segni di seduzione oscura, soprattutto se questa viene praticata da narcisisti o psicopatici, perché queste categorie di persone mancano totalmente di empatia e non si fanno alcuno scrupolo di fare del male agli altri, quando questo risulti utile o vantaggioso; semplicemente ritengono di agire nel modo giusto, perché non sono in grado di preoccuparsi per le altre persone.

È bene prestare particolare attenzione alle relazioni che iniziano in modo troppo perfetto. Il romanticismo, le attenzioni, i regali, la sensazione di aver trovato l'anima gemella, tutte questi segnali potrebbero certamente essere genuini, ma potrebbero anche essere artefatti, se siete incappati in un manipolatore abile. Lasciarsi andare totalmente alle sensazioni senza mantenere un atteggiamento vigile è molto pericoloso perché, se siete vittima di seduzione oscura, state entrando in un circolo vizioso dal quale potrebbe essere difficile uscire. Questo è particolarmente vero per le persone che, a causa di una particolare situazione psicologica o proprio per natura, si buttano nelle relazioni senza avere ben chiaro cosa veramente vogliano, ovvero con un atteggiamento arrendevole, disposte a tutto pur di avere accanto qualcuno. Se affrontate i rapporti sentimentali con questa disposizione mentale siete a rischio di seduzione oscura; senza un chiaro quadro di cosa volete e di cosa non siete disposti a sopportare, difficilmente avrete la determinazione necessaria per allontanarvi da un eventuale manipolatore, anche quando aveste scoperto il suo gioco e le sue reali intenzioni.

Per questi motivi è importante avere ben chiaro cosa si desideri da una relazione prima di iniziarla; se sappiamo cosa vogliamo saremo preparati e sarà facile accorgersi immediatamente se il rapporto sta iniziando a diventare qualcosa di diverso rispetto a quelle che erano state le premesse. Avere la consapevolezza di cosa stia succedendo vi eviterà di sopportare qualcosa che non volete e di danneggiare gravemente la vostra autostima.

Naturalmente, dire e fare non sono la stessa cosa. Non è sempre facile mettere in pratica una strategia di difesa, anche se sappiamo che dovremmo. Molte persone hanno un bisogno assoluto di una relazione, è come se, stando da sole, non valessero nulla. C'è una perenne sensazione di vuoto, di incompletezza, che le spinge a cercare un rapporto a tutti i costi, accettando la prima cosa che capita, e questo è quasi sempre un problema.

La cosa migliore è sempre, quando una relazione finisce, prendere un po' di tempo e guardare dentro di noi stessi. Non c'è niente di male a restare da soli per un periodo, anzi. È bene riflettere con calma: a che punto siamo della nostra vita? Cosa vogliamo veramente? Come vorremmo che fosse la nostra prossima relazione? Qual è in questo momento la nostra persona ideale? Rispondere a queste domande prima di buttarsi a capofitto nel rapporto successivo può fare la differenza.

Una pausa di riflessione è fondamentale per capire meglio noi stessi, e di conseguenza capire quali siano i nostri bisogni. Così facendo eviteremo di iniziare a frequentare la prima persona che ci capita solo per vincere la preoccupazione di restare per sempre soli. Avendo in mente obbiettivi chiari saremo in grado, inoltre, di uscire indenni da un rapporto, qualora ci accorgessimo che non è quello che davvero desideriamo o che, peggio ancora, si sta tentando di manipolarci.

RELAZIONI NOCIVE

L'obbiettivo primario di un manipolatore è quello di entrare in contatto con un bersaglio semplice da gestire e prenderne il pieno controllo, il più a lungo possibile. Questo tipo di rapporto è ovviamente decisamente malsano, perché va totalmente a vantaggio del manipolatore.

Un rapporto si può definire sano se le persone che lo vivono prendono e danno in uguale misura. Se però stiamo vivendo una relazione nella quale abbiamo perennemente l'impressione di dare tutto senza mai ricevere nulla, c'è la probabilità che l'altra persona sia un manipolatore. La manipolazione all'interno di una relazione risulterà sempre più difficile da identificare rispetto ad altre forme di manipolazione, perché è meno evidente, più sottile.

Si parla di manipolazione psicologica in un rapporto a due, quando uno dei due, il manipolatore, rompe l'equilibrio del rapporto per sfruttare il rapporto a proprio vantaggio. La manipolazione si può presentare in molte forme, ma tutte hanno un fattore comune: il manipolatore si avvantaggia più che può, mentre la vittima non ricava alcun vantaggio o, peggio, viene danneggiata.

In molti casi, chi vive una relazione malsana non se ne rende nemmeno conto. Magari il rapporto è iniziato nel migliore dei modi, senza che nulla lasci presagire a cosa si stia andando incontro o come si possa comportare il manipolatore, in caso venga scoperto. Questo è precisamente ciò che il manipolatore di prefigge: prendere il controllo lentamente ma inesorabilmente, senza che la sua vittima abbia il minimo sospetto.

Nessun manipolatore degno di questo nome inizierà mai un rapporto facendo scenate o insultando la propria vittima per demoralizzarla, perché prima di poterne demolire l'autostima occorre godere della sua piena fiducia; affrettare le cose vorrebbe dire essere smascherati e perdere la propria preda prima ancora di aver iniziato ad abusarne. L'approccio deve essere lento e ponderato.

Classicamente la manipolazione inizia con una grande manifestazione di affetto, il cosiddetto love bombing che abbiamo definito in precedenza. L'obbiettivo è di agganciare la vittima, possibilmente di farla innamorare; a questo punto il manipolatore può cambiare tattica, ma mai in modo repentino, anzi, ci potrebbero volere settimane; il processo deve essere impercettibile, in modo che la vittima se ne renda conto troppo tardi, quando ormai uscire dal rapporto sarà troppo difficile o troppo doloroso. Coinvolta e innamorata, la vittima non avrà altra scelta che tollerare, sopportare, obbedire; sarà disposta ad accettare cose che mai avrebbe accettato in passato.

Sebbene, come abbiamo detto, non sia banale rendersi conto in tempo di essere caduti preda di un manipolatore, ci sono alcuni segni classici che indicano che una relazione sia potenzialmente nociva. Vediamone alcuni.

- Il manipolatore cercherà sempre di spingere la propria vittima al di fuori della sua zona di comfort. Può farlo da un punto di vista finanziario, fisico, emotivo, la cosa importante è togliere sicurezza ed equilibrio al bersaglio. Questo da un lato permette al manipolatore di assumere il controllo, e dall'altro lo fa apparire come una guida alla quale affidarsi nella difficoltà.

- Per semplificarsi la vita, la prima cosa che il manipolatore farà è cercare di demolire l'autostima della propria vittima. Quando non abbiamo fiducia in noi stessi, siamo più propensi a farci manipolare, perché stiamo cercando in tutti i modi di migliorare la nostra situazione. Ciò che fa il manipolatore, in sostanza è far sentire il proprio bersaglio perennemente inadeguato, per potersi porre come una figura di riferimento da seguire in modo incondizionato.

- La tattica del silenzio. Non appena la vittima farà o dirà qualcosa che non piace al manipolatore, questi ne farà un affare di stato, si mostrerà offeso a morte e si rinchiuderà nel silenzio. Telefonate, messaggi, mail, qualsiasi tentativo di comunicazione da parte della vittima verrà ignorato. Quando la vittima sarà esausta, pentita, e disposta a tutto pur di recuperare il rapporto, il manipolatore finalmente tornerà indietro, fingendo di perdonare, così da apparire magnanimo e conciliante.

- Il senso di colpa è un'altra arma potentissima, frequentemente utilizzata in ambito oscuro. A nessuno piace sentirsi colpevoli. Quando succede, facciamo di tutto per far sparire il senso di colpa, specie se siamo persone sensibili, ovvero le vittime ideali. Per questo motivo, il manipolatore non perderà neanche una occasione per far sentire in colpa il suo bersaglio, accusandolo e incolpandolo per le cose più assurde.

- I manipolatori tendono a non risolvere i problemi all'interno di una relazione. Questo accade perché in una relazione malsana non c'è vera e propria comunicazione, e comunque perché il manipolatore non ha alcun interesse reale a sistemare le cose. Perché sprecare energie per risolvere un problema, quando si hanno le capacità di convincere il proprio bersaglio che il problema non esiste?

Credo che nessuna delle situazioni qui descritte rappresenti il tipo di relazione che desideriamo avere. Nessuno vuole ritrovarsi invischiato in un rapporto dal quale non si riesce ad uscire, e nel quale l'altra persona ha il controllo totale e ci spinge a fare cose che non vorremmo fare. Tutti vogliamo avere pieno controllo della nostra vita, e desideriamo un partner che sia disposto a concederlo. Poniamoci alcune domande per capire se la situazione sia o meno quella descritta:

- Vengo rispettato?
- Le richieste e le esigenze del mio partner sono ragionevoli? Se fosse qualcun altro a chiedermi le stesse cose, lo accetterei?
- Dare e ricevere sono alla pari all'interno di questa relazione? Non occorre un conteggio preciso, ma c'è una sensazione di equilibrio?
- Mi sento bene con me stesso quando ho accanto questa persona?

Da tutto quello che abbiamo detto finora dovreste aver capito in che situazione vi trovate. Dovrebbe essere chiaro se vi trovate in una relazione manipolativa. Se vi rendete conto che la vostra relazione è nociva, ci sono alcune azioni da intraprendere.

Innanzitutto, siate coscienti dei vostri diritti. Se foste soggetti a manipolazione da lungo tempo, potreste aver perso la capacità di difendervi. Ebbene, al di là di qualsiasi cosa si sia tentato di farvi credere, ricordate che ci sono diritti imprescindibili, che devono sempre e in ogni caso venire rispettati; tra questi il diritto al rispetto, il diritto di esprimere i propri sentimenti e le proprie opinioni, il diritto di stabilire le proprie priorità in autonomia, il diritto a dire di no. È anche vostro diritto avere opinioni diverse dal partner, di sentirsi fisicamente al sicuro, di vivere la vostra vita come preferite.

Ebbene, i manipolatori fanno di tutto per privare i loro partner di questi diritti, per controllarlo e fargli fare ciò che desidera. Non lasciateglielo fare. Se il vostro partner è un manipolatore, la volta prossima che lo incontrate, fate un respiro profondo e iniziate a comportarvi come credete che sia giusto per voi. Siete voi gli unici a dover controllare la vostra vita.

Un'altra cosa da fare, se la situazione non è risolvibile, è semplicemente allontanarsi. Allontanatevi dai manipolatori. Se non riuscite a tagliare i ponti del tutto, cercate almeno di riguadagnare quel minimo di libertà personale. Ricordatevi che la distanza è sempre il rimedio più efficace per la manipolazione. Nel momento che vi sembra di avere bisogno di questa persona, giratevi dalla parte opposta. Il manipolatore vuole proprio questo; che sentiate il bisogno di lui, che vi sentiate male lasciandolo da solo, così da essere costretti a tornare indietro. Ricordate chi siete, ricordate che valete, non cadete nella trappola di chi si finge in difficoltà per ricominciare ad abusare di voi.

Infine, non attribuitevi colpe che non avete. Non siete dei falliti. Non commettete questo errore, perché i manipolatori non aspettano altro che percepire in voi una debolezza per sfruttarla. Se vi sentite in colpa faranno di tutto per rafforzare il vostro senso di colpa, per farvi sentire il loro dispiacere, la loro delusione. Sanno perfettamente che a nessuno piace convivere con il senso di colpa, e sanno alzare il livello dell'asticella in modo che, per quanto vi sforziate, non riuscirete mai a fare abbastanza per sentirvi in pace con la vostra coscienza. Non cadete in questi tranelli, sono ciò che vi tiene prigionieri e fa di voi un bersaglio ideale.

CONCLUSIONE

Ci auguriamo che la lettura di questo libro sia stata informativa a sufficienza, e che vi abbia fornito gli strumenti per raggiungere i vostri obbiettivi, qualsiasi essi siano. Speriamo che abbiate trovato qualche spunto utile, sia nel caso che abbiate deciso di utilizzare queste informazioni per proteggervi da futuri tentativi di manipolazione e controllo, che nel caso che il vostro intento sia di utilizzare queste competenze a vostro vantaggio.

Ricordate che, nonostante il fatto che la psicologia oscura sia stata strumento di azioni efferate e che alcuni dei leader più spietati al mondo l'abbiano utilizzata per raggiungere il potere, in sé non è necessariamente malvagia, e non dovrebbe essere considerata tale.

Considerate la psicologia oscura come una pistola carica; non dovreste mai brandirla se non siete preparati ad usarla e ad affrontarne le conseguenze. L'utilizzo è simile: si tratta di qualcosa che deve essere maneggiato con attenzione e cura, cercando di limitare al massimo i danni alle altre persone.

In tal senso, questo non è un libro scritto per coloro che intendono commettere atti malvagi o recare danno agli altri, vuole invece essere una guida alla comprensione di cosa sia la psicologia oscura, a come venga usata e a come ci si possa da essa difendere.

In queste pagine sono state illustrate diverse tecniche che possono venire utilizzate con profitto: abbiamo ad esempio visto come il linguaggio del corpo possa istantaneamente mettere in comunicazione due persone, permettendo di creare relazioni vantaggiose e aiutarvi a raggiungere i vostri risultati .

Sono stati mostrati vari modi in cui la psicologia oscura può essere utilizzata a scopi etici, e addirittura come venga frequentemente applicata in ambito psicoterapeutico. I principi della psicologia oscura, in effetti, se usati all'interno di un contesto legittimo, possono fare miracoli nell'aiutare pazienti bisognosi di cure; l'onesta persuasione, d'altra parte, è una potente arma per ottenere un lavoro migliore, concludere contratti vantaggiosi e vendere con più efficacia i propri prodotti.

Ora, indipendentemente da quanto esauriente e illuminante possa essere stata la lettura di questo libro, è importante che vi rendiate conto di avere tra le mani un'arma potente. Come decidete di usarla? Per il bene comune o per il vostro egoistico tornaconto? Il prossimo passo è proprio questo. Se siete interessati alla psicologia oscura, se siete determinati ad usarla, usate questo libro come un punto di partenza, come una spinta a voler approfondirne i diversi aspetti e le varie tecniche.

Questo libro vuole essere semplicemente una guida introduttiva, e ci si augura che, qualsiasi utilizzo ne facciate, vi possa fare piacere tornare a sfogliarlo di tanto in tanto, per rivedere rapidamente le basi di questa affascinante dottrina.

Lightning Source UK Ltd.
Milton Keynes UK
UKHW020638030621
384863UK00011B/1241